A. PRÊTERRE

CHIRURGIEN-DENTISTE

LES DENTS

LEURS MALADIES, LEUR TRAITEMENT

ET LEUR REMPLACEMENT

PARIS

29, B^{ARD} DES ITALIENS

LES DENTS

LEURS MALADIES, LEUR TRAITEMENT

Et leur Remplacement

PRINCIPALES PUBLICATIONS DE M. PRÉTERRE

Les dents, leurs maladies, leur traitement et leur remplacement. 14e édition. 1 volume in-18 illustré de nombreuses gravures. 3 fr. 50.

Conseils aux personnes qui ont perdu des dents. In-18, 1 fr.

Des élixirs et poudres dentifrices. Leurs inconvénients. Notice sur la poudre et l'élixir Préterre. In-32, 1 fr.

De la première et de la seconde dentition. Conseils aux mères de famille. In-32, 1 fr.

Traité des divisions congénitales ou acquises de la voûte du palais et de son voile. 2e édition, 1 volume in-8° illustré de 97 gravures. Prix 15 fr.

Du redressement des dents et arcades dentaires par de nouvelles méthodes. (En préparation.)

Musée des restaurations buccales. Un album in-folio illustré de magnifiques planches gravées sur acier d'après nature. 50 fr. (En préparation.)

L'Art dentaire. 28 volumes in-8°, 10 fr. le volume. (Cette collection comprend les observations détaillées des malades confiés à M. Préterre par MM. les médecins et chirurgiens des hôpitaux de France et de l'Étranger, et la description illustrée des appareils construits pour les diverses lésions de la bouche.)

Le protoxyde d'azote, son application aux opérations chirurgicales et particulièrement à l'extraction des dents sans douleur. 8e édition considérablement augmentée. In-8°, 3 fr.

Ces ouvrages se trouvent au bureau de l'*Art dentaire*, 29, boulevard des Italiens. Ils sont expédiés *franco* en échange d'un mandat ou de timbres-poste français.

PRINCIPALES RÉCOMPENSES DÉCERNÉES A M. PRÉTERRE

MÉDAILLE UNIQUE (PROTHÈSE) A L'EXPOSITION UNIVERSELLE DE PARIS 1855.

GRANDE MÉDAILLE D'HONNEUR A L'EXPOSITION UNIVERSELLE DE LONDRES 1862.

GRAND PRIX DÉCERNÉ EN 1863 PAR LA FACULTÉ DE MÉDECINE DE PARIS.

DIPLOME ET MÉDAILLE D'HONNEUR, 1870-1871, POUR SOINS DONNÉS AUX BLESSÉS.

MEDAILLE D'OR (UNIQUE), PARIS 1867 ET 1878, EXPOSITIONS UNIVERSELLES.

LES DENTS

LEURS MALADIES, LEUR TRAITEMENT

Et leur Remplacement

DENTITION — HYGIÈNE DES DENTS
MOYEN D'ASSURER LEUR CONSERVATION — POUDRES ET ÉLIXIRS
DENTIFRICES — NÉVRALGIE DENTAIRE — MALADIES DES DENTS
CARIE — DÉCHAUSSEMENT — ÉBRANLEMENT
MALADIES DES GENCIVES — EXTRACTION DES DENTS SANS DOULEUR
ENTS ET RATELIERS ARTIFICIELS — DIVISIONS PALATINES
RESTAURATIONS BUCCALES, ETC., ETC.

PAR

A. PRÉTERRE

GIEN-DENTISTE DES HOPITAUX CIVILS ET MILITAIRES
LAURÉAT DE LA FACULTÉ DE MÉDECINE DE PARIS
Rédacteur en chef de *l'Art dentaire*
Médaille d'or unique aux expositions universelles de Londres et Paris de 1862, 1867, 1878, *etc.*

Pas de dents, pas de santé !

14e édition, entièrement refondue, considérablement augmentée
et illustrée de 139 gravures

PARIS
CHEZ L'AUTEUR
29, boulevard des Italiens, 29
ET A LA SUCCURSALE DE SA MAISON, 5, PLACE MASSÉNA, A NICE

1884

PRÉFACE

Les progrès réalisés depuis vingt-cinq ans dans l'art dentaire ont été si rapides, que l'on peut dire sans exagération, qu'ils ont devancé de beaucoup les exigences du public. Nous le constatons tous les jours en voyant la surprise des clients auxquels nous proposons des opérations qu'ils croyaient impossibles : conserver des dents qu'ils étaient résignés à perdre, redresser des dents déviées qu'ils considéraient comme une infirmité incurable, remplacer sans crochets ou appareils une ou plusieurs dents absentes, etc., etc., le tout sans douleur.

En général tout ce qui concerne les ressources de la prothèse et même de la simple hygiène dentaire est profondément inconnu du public ; nous voyons chaque jour se présenter à nous des clients avec des dents perdues que des soins très faciles auraient pu leur conserver probablement toute leur vie.

Eclairer le public sur les soins à prendre pour assurer le bon état de la bouche et sur les ressources qu'offre notre profession pour remédier aux diverses maladies des dents, constitue une œuvre essentiellement utile. C'est elle que nous avions en vue quand nous avons publié, il y a longtemps déjà, la première édition de cet ouvrage.

La quatorzième édition que nous publions aujourd'hui de notre livre, *Les Dents*, est complètement refondue et a été augmentée de chapitres nouveaux et de gravures nouvelles. Pas plus que les précédentes éditions, il n'a pour but de présenter au public un tableau complet de l'art du dentiste, mais simplement des conseils pratiques, fruit de notre longue expérience sur les cas les plus fréquents et surtout sur l'hygiène des dents.

Depuis le jour où, pour la première fois, nous fîmes connaître en France et appliquâmes l'aurification et les pièces à succion, et rendions pratique, grâce à l'établissement de règles positives, l'emploi de la dent à pivot, depuis l'époque beaucoup plus récente où nous introduisîmes l'usage journalier du protoxyde d'azote contre la douleur dans le cabinet du dentiste, bien des progrès se sont accomplis dans l'art dentaire, et on peut dire qu'aucune branche de la chirurgie n'en a fait de plus grands dans un espace de temps plus court.

Nous ne saurions, dans un ouvrage élémentaire, exposer tous les progrès accomplis : beaucoup sont trop techniques pour pouvoir être appréciés du public. Tout le monde a cependant entendu parler des inventions les plus récentes et les plus importantes, telles que le tour à travailler dans la bouche, merveilleuse petite machine, qui exécute, dans la cavité buccale, toute la partie manuelle des opérations les plus délicates, dispense l'opérateur de toute fatigue, et lui laisse, pour diriger l'instrument, toute son intelligence. Chacun connaît, au moins de nom, les dentiers en celluloïde, qui n'ont pas encore atteint toute la perfection dont ils sont susceptibles, mais qui sont destinés à un brillant avenir, ceux en gencive continue, les transplantations et réimplantations de dents, etc. Les perfectionnements apportés dans la construction des dents et des gencives artificielles, des pièces de prothèse, telles que les voiles artificiels du palais et les obturateurs, destinées à remédier aux difformités congénitales ou acquises, sont également connus.

Ces perfectionnements divers sont accessibles aux personnes instruites. Ce qui est moins connu, ce qui échappe généralement, ce sont les progrès considérables réalisés dans la pratique de l'atelier et du cabinet. Les opérations les plus délicates pratiquées sur les dents, et qu'on n'exécutait que fort rarement autrefois, se pratiquent aujourd'hui d'une façon journalière. Le client veut à tout prix conserver ses dents, et le plus souvent on arrive à le satisfaire. S'il porte un râtelier ou une pièce artificielle quelconque, il veut que le travail exécuté soit si parfait, que l'œil le plus exercé ne puisse le distinguer de la nature, et on réussit à le satisfaire. Il veut se servir de ces objets artificiels sans éprouver plus de gêne que s'il faisait usage d'organes naturels, et, grâce à des merveilles de précision, ses vœux sont encore comblés.

Ce n'est pas sans un travail des plus persévérants, une extrême habileté de la part des dentistes et un outillage exceptionnel que de tels résultats peuvent être obtenus ; aussi la tâche de nos confrères exige-t-elle des efforts de plus en plus soutenus et devient-elle de plus en plus ardue. Le public commence à apprécier la différence existant entre le travail exécuté par un homme capable et celui sortant de la boutique d'un charlatan. Son éducation, qui commence à se faire, se complétera bientôt, et devant ses légitimes exigences, les dentistes ignorants qui pullulent encore aujourd'hui seront obligés de disparaître.

Le mouvement qui se fait aujourd'hui en France, et que nous avons provoqué par nos travaux, nos livres, nos expositions, notre journal, notre musée, nous continuerons à l'entretenir encore. Tous les procédés nouveaux, toutes les recherches nouvelles continueront à être expérimentés dans nos ateliers, et le public bénéficiera des résultats sans cesse accrus de notre expérience. Les succès qui ont couronné nos efforts, les récompenses de Sociétés savantes, la vogue du public, n'ont fait qu'exciter notre zèle. Bien que ce petit ouvrage n'ait aucune prétention scientifique, puisque nous voulions le mettre à la portée de tous, on nous a répété bien des fois qu'il avait contribué, à lui seul, plus que tous les livres publiés depuis vingt ans, à faire l'éducation dentaire du public et des médecins. Le succès des éditions qui ont précédé celle-ci est la plus belle récompense que pouvaient obtenir nos efforts.

Il y a plus de vingt-cinq ans que nous avons écrit pour la première fois sur notre journal : *Ne pas avancer, c'est reculer* ; c'est une devise à laquelle nous sommes resté et resterons toujours fidèle.

A. Préterre.

CHAPITRE PREMIER

L'INSTRUCTION DENTAIRE EN FRANCE ET EN AMÉRIQUE

Importance des écoles dentaires de l'Amérique. — Comment l'enseignement y est constitué. — Raison de la supériorité des dentistes américains. — Livres et journaux relatifs à l'art dentaire en Amérique. — L'instruction dentaire en France. — Ce que doit être l'instruction du dentiste. — La théorie et la pratique.

L'influence considérable que l'état des dents exerce sur la santé est généralement méconnue. Peu de personnes se rendent compte que, sans ces organes, il est impossible de bien digérer, ni de parler correctement. On ignore généralement aussi les ressources que l'on possède aujourd'hui pour arrêter les progrès de leurs maladies.

On n'hésite pas à consulter un médecin pour l'indisposition la plus légère, et ce n'est qu'avec la répugnance la plus grande et lorsqu'on y est forcé par la douleur, qu'on se décide à aller chez le dentiste. Il arrive souvent alors qu'il est trop tard et que, quel que soit le talent du praticien auquel on s'adresse, il ne peut que pratiquer des opérations douloureuses et présentant peu de chances de succès, en raison des conditions défavorables dans lesquelles elles sont exécutées. Si, comme cela se pratique aux Etats-Unis, on se faisait examiner la bouche par un dentiste au moins une fois tous les six mois, et cela dès l'enfance, on éviterait bien des douleurs et l'on ne se verrait pas forcé de sacrifier un à un, au détriment de la santé et de la beauté, des organes aussi précieux !

Une pratique déjà bien longue nous permet d'affirmer que s'il n'est pas d'organes plus facilement altérables que les dents, il n'en est pas non plus qui soient susceptibles d'une plus longue conservation lorsqu'on leur donne les soins nécessaires et que la maladie est prise à temps.

Les ressources nombreuses que la science offre au dentiste pour prévenir et guérir les diverses affections des dents sont malheureusement, faute d'études spéciales suffisantes, ignorées de la plupart des personnes qui exercent cette profession.

Ce n'est que d'hier et à la suite des réclamations répétées pendant 25 ans dans notre journal *l'Art dentaire* que des écoles dentaires commencent à se fonder en France. Dans beaucoup de villes d'Europe et dans les plus importantes de celles des Etats-Unis d'Amérique fonctionnent depuis plus de 40 ans des collèges spéciaux (1), formés sur le modèle des écoles de médecine de l'ancien continent. L'Amérique en compte à elle seule une vingtaine. Les principaux sont ceux de New-York, Philadelphie, Baltimore, Cincinnati, Nouvelle-Orléans, Boston, Saint-Louis, Harvard, etc. La jeunesse y vient étudier les branches si variées de la science dentaire, et recevoir, après des examens sérieux, le diplôme de chirurgien-dentiste, qui assure au titulaire une place distinguée parmi les professions libérales.

Quand un étudiant dentiste a suivi pendant plusieurs années tous les cours d'une Faculté; quand, après avoir mérité et acquis son diplôme, il va exercer son art, il présente toutes les garanties de science et d'habileté, et c'est en toute confiance et sécurité qu'on peut s'adresser à lui.

(1) Chaque Faculté américaine de dentistes a sept à huit chaires différentes :

1° Une de physiologie et de chirurgie dentaires;
2° Une d'anatomie générale ;
3° Une de chirurgie et de métallurgie ;
4° Deux de mécanique dentaire ;
5° Une de dissection ;
6° Une d'anatomie descriptive ;
7° Une d'hygiène et de thérapeutique spéciales
8. Une de pathologie dentaire.

En dehors de ces collèges, plusieurs villes importantes de l'Amérique possèdent des journaux dentaires savamment rédigés tels que le *Dental Cosmos*, le *Dental Register*, l'*American journal of dental science*, le *Dental Advertiser*, et vingt autres, et des livres sérieusement écrits. exclusivement consacrés à l'art du dentiste. Toutes les découvertes, toutes les inventions y sont examinées et discutées avec soin. Dans la plupart des villes les dentistes forment entre eux des sociétés et se réunissent fréquemment pour se communiquer leurs observations sur l'art et discuter les procédés nouveaux. Les travaux de ces réunions périodiques sont ensuite examinés dans des congrès annuels qui ont lieu tour à tour au siège d'une des Facultés. Ces grandes assemblées déduisent, des comptes-rendus qui leur sont faits, des conclusions fécondes pour les progrès de l'art.

Telles sont les causes de la supériorité réelle et incontestée des dentistes américains.

Quatre-vingt-dix-neuf fois sur cent un dentiste américain a pour lui le savoir et l'habileté. En Amérique, un dentiste qui ne possèderait pas ces deux qualités serait bien vite obligé de renoncer à exercer sa profession. Le client américain a trop d'expérience et par suite est trop exigeant pour se contenter d'un travail à moitié réussi. Le moindre village des Etats-Unis possède un ou plusieurs dentistes aussi habiles que ceux des grandes villes et toujours exercés par une nombreuse clientèle.

Tout concourt, du reste, à entretenir chez le dentiste américain l'amour de l'étude et à lui rendre la routine impossible ; tout concourt également, sur une bien autre échelle qu'en France, où quelques citadins aisés, seuls, s'occupent de leurs dents, à mûrir son expérience et à donner à sa main une grande dextérité. Les climats du Nouveau-Monde et la nature de ses eaux ont sur les dents une influence pernicieuse. Les Américains doivent avoir un soin particulier de leur bouche; ils ont *tous* recours au dentiste ; dès le bas âge ils suivent un traitement préservatif. Pour eux, les dents ont un prix inestimable : ce sont les organes indispensables de la prononciation, de la mastication et de la beauté.

A quelle source le dentiste a-t-il pu acquérir en France une instruction spéciale, entretenir et agrandir ses connaissances ? Quels ont été ses moyens d'émulation ? Les Facultés de médecine sont restées à l'égard de l'art dentaire dans l'indifférence la plus complète. Le plus habile de nos docteurs est forcé d'avouer qu'il serait fort embarrassé pour aurifier une dent, et tout à fait incapable de mener à bien la moindre opération de prothèse. Les médecins qui veulent se faire dentistes doivent se résigner, hélas ! à devenir ouvriers dans un atelier, quand ils peuvent en trouver un, et à se façonner au système de la routine ; et quand songent-ils à embrasser cette nouvelle profession ? lorsque déjà ils ont échoué dans la leur, lorsque souvent ils sont déjà dans un âge avancé.

Les Facultés françaises ne possèdent pas de chaire pour l'instruction médicale et chirurgicale des dentistes ; il n'existait pas chez nous, il y a bien peu de temps encore, de réunions, de sociétés où les lumières fussent mises en commun et où l'intelligence et les travaux de l'un profitassent à l'autre. La revue mensuelle, *l'Art dentaire*, fondée par nous, a été pendant de nombreuses années le seul journal où les dentistes pouvaient s'initier aux progrès journellement accomplis dans les différentes branches de notre profession.

Les collèges dentaires qui viennent de se fonder timidement en France permettent d'espérer que cet état de choses cessera, mais ils sont de création trop récente encore pour avoir pu former des praticiens. Il leur faudra bien des années encore avant de pouvoir lutter avec l'Amérique.

La façon dont on devenait dentiste en France il y a bien peu de temps encore est beaucoup plus simple que ne pourraient le supposer les gens naïfs qui ont consenti à passer plusieurs années de leur vie dans les Facultés dentaires de l'Amérique, pour s'initier à toutes les parties de la profession. Rien n'est plus économique ni plus rapide. Vous achetez une clef de Garengeot, de six francs, vous saisissez la dent du sujet malade, et vous imprimez à l'instrument un mouvement de rotation. La dent vient ou ne vient pas. Si elle vient, le client est content et il paie, si elle ne vient pas, il n'est pas content. Mais alors vous tournez un peu plus fort, et, comme il vient toujours quelque chose, fragment de dent ou de mâchoire, à moins d'avoir affaire à un client difficile, vous arrivez à le satisfaire, et, comme dans le cas précédent, il paie toujours. Après avoir ainsi charcuté les mâchoires pendant une dizaine d'années, vous passez pour l'homme le plus habile de la localité. Si, à votre talent d'arracheur, vous joignez celui de plomber avec n'importe quoi les dents cariées, on vous fait venir de dix lieues à la ronde et vous êtes qualifié du titre de dentiste *à l'instar* de Paris. Qualification fondée, du reste, car il ne manque pas de dentistes à Paris qui n'en savent pas beaucoup plus long.

La fondation d'écoles dentaires en France nous fait espérer que dans quelques années nos confrères français pourront commencer à pouvoir lutter avec ceux de l'Amérique, mais ce ne sera qu'à la condition que leur éducation soit surtout pratique et ne se borne pas à des généralités théoriques plus ou moins étrangères à la profession.

Ce n'est pas assurément que nous contestions qu'une éducation première suffisante a pour premier résultat d'élever sensiblement le niveau intellectuel et partant social de l'homme qui l'a reçue, ce qui n'est pas déjà à dédaigner. Elle produit, en outre, ce résultat très pratique de le rendre apte à comprendre des choses qu'il est impossible de comprendre sans elle. Qu'on prenne l'ouvrage relatif aux dents le plus pratique qu'on puisse imaginer, et on verra qu'à chaque page ce qui est enseigné repose sur des principes de physique, de chimie, de mécanique, etc., qu'on suppose connus du lecteur. C'est à chaque instant que le dentiste se heurtera à ces sciences dans la pratique journalière, et, s'il les ignore, cette ignorance pourra lui coûter cher. Comment user sans danger d'un manomètre dans l'atelier si on ignore les principes de physique sur lesquels il repose ? A combien d'accidents expose le maniement des substances toxiques existant à l'atelier et au cabinet, quand on ignore leurs propriétés et leurs réactions ! Celui qui ignore la chimie mélangera un acide et une base sans se douter qu'ils se neutralisent, ou du chlorate de potasse avec certaines substances qui le feront immédiatement détoner. S'il ignore la physique, il croira pouvoir laisser sans danger auprès d'une source de chaleur une bouteille de fer contenant du protoxyde d'azote liquide, sans se douter que la pression des gaz croissant rapidement avec la température, il s'expose à une formidable explosion.

Lorsque nous voulûmes introduire en France l'emploi du protoxyde d'azote, nous n'avions sur sa préparation que les indications bien insuffisantes données dans les anciens livres, et un chimiste de profession, auquel nous nous adressâmes, considérait la préparation en grand de ce gaz comme fort dangereuse. Pour le préparer sur une grande échelle, le purifier d'une façon pratique, le transporter facilement, l'administrer sans danger, il nous fallut avoir recours à chaque instant aux notions théoriques de chimie, de physique et de mécanique que nous nous étions donné la peine d'acquérir.

Il ne faut donc pas dédaigner l'instruction théorique. Elle donne, outre l'aptitude à juger et à comprendre, des connaissances dont l'application se rencontre chaque jour dans la vie. Mais il ne faut pas oublier que sans une éducation pratique suffisante, l'éducation théorique sera aussi inutile que pourrait l'être la connaissance théorique de l'action du vent sur les voiles d'un vaisseau à l'homme qui n'aurait jamais navigué. Les deux éducations sont en réalité indispensables, et malheureusement ce que nous observons chaque jour, c'est que l'éducation pratique et théorique se rencontre rarement chez le même individu et que la première est généralement sacrifiée à la seconde.

Arriver à donner au jeune homme l'instruction théorique et l'instruction pratique, voilà ce qu'il faut absolument chercher, et nous ne considérons comme complète une instruction quelconque, littéraire, scientifique, ou simplement dentaire, que lorsqu'elle réunit ces deux conditions fondamentales.

L'ouvrage dont nous publions aujourd'hui une nouvelle édition est destiné à vulgariser (1) dans le public les connaissances relatives à l'art du dentiste.

Nous avons pensé qu'il serait bon de mettre à la portée de tous des connaissances dont l'utilité est aussi incontestable que méconnue. Le succès ob-

(1) Nous disons vulgariser, car ce livre est plutôt écrit assurément pour les gens du monde que pour les médecins et les dentistes, bien que nous pensions que ces derniers puissent y puiser plus d'un renseignement utile. Il n'est en réalité, du reste, que le résumé d'un grand traité de prothèse et de chirurgie dentaires, auquel nous travaillon depuis bien des années.

tenu par les premières éditions de ce travail prouve qu'il répondait à un besoin. Nous n'avons rien négligé pour le rendre digne de la bienveillance avec laquelle il a été accueilli. Nous l'avons revu et corrigé avec le plus grand soin, nous y avons ajouté plusieurs chapitres importants, et nous avons intercalé dans le texte de nombreuses gravures.

CHAPITRE II

INFLUENCE DE L'ÉTAT DES DENTS SUR LA SANTÉ ET LA BEAUTÉ

Utilité des dents.— En quoi elles sont indispensables à la digestion. — Expériences des physiologistes à ce sujet. — Maladies de l'estomac et vieillesse anticipée produites par la perte des dents. — Influence de la perte des dents sur la prononciation. — Conséquences qu'entraîne généralement la perte d'une seule dent. — Insuffisance des soins donnés aux dents des enfants. — Influence des maladies des dents sur la vision.

Avant d'aborder l'étude des dents et de leurs maladies, nous croyons nécessaire de dire quelques mots de leur utilité.

La durée de la vie humaine est en raison du degré de perfection avec lequel s'exécutent les différentes fonctions du corps. De toutes ces fonctions, l'une des plus importantes est assurément la digestion ; car, aussitôt qu'elle est arrêtée ou qu'elle se fait imparfaitement, toutes les autres s'interrompent bientôt ou s'exécutent d'une façon incomplète.

Pour que la digestion se fasse régulièrement, il faut que les aliments soient rendus parfaitement assimilables et pour cela il faut qu'ils aient été complètement broyés.

« Certaines parties végétales, dit le savant physiologiste Bérard, résistent complètement à l'action des sucs de l'estomac et du tube digestif. Or, si ces parties servent d'enveloppe à des principes nutritifs, il faut qu'elles soient entamées pour que ceux-ci soient digérés. Si une lentille, un haricot, un pois, voire même un grain de raisin, n'ont pas reçu un coup de dent ou n'ont pas été écrasés dans la bouche, ils traversent tout le tube digestif sans être attaqués, de sorte que la fécule et les principes azotés qu'ils renferment, n'ayant point subi l'action des sucs digestifs, sont perdus pour la nutrition. »

« Cet acte préparatoire est tellement important, écrit M. Oudet, qu'il ne saurait s'exercer incomplètement sans que des dérangements plus ou moins grands ne surviennent dans les fonctions digestives. Si, dans l'état de santé, cette influence se fait si souvent sentir, que sera-ce donc lorsque l'estomac ou les intestins seront le siège de quelque altération ? Les substances alimentaires parvenant à ces organes, sans avoir reçu dans la bouche les modifications nécessaires, excitent, de leur part, un surcroît d'activité qui augmente nécessairement leur état morbide ; je ne saurais donc trop appeler l'attention des médecins sur la nécessité de prendre en grande considération la manière dont s'accomdlit la mastication chez des personnes atteintes d'affections des voies digestives. *Il me serait facile de citer plus de soixante observations de maladies de l'estomac ou de l'intestin qui auraient résisté longtemps aux secours de la médecine et que j'ai vues diminuer très sensiblement ou cesser entièrement par l'application d'un dentier qui permettait aux malades de pouvoir mâcher convenablement leurs aliments.* »

Les expériences de Réaumur ont démontré, depuis longtemps, que les aliments ne pouvaient être digérés qu'après avoir été parfaitement broyés. Il fit avaler à des moutons des tubes remplis d'herbe imbibée de salive. La trituration seule manquait à cet aliment, et cependant, deux jours après son ingestion, il n'avait encore subi aucune modification. Spallanzani rendit cette expérience encore plus concluante : il fit avaler à un mouton des tubes contenant les uns de l'herbe mâchée, les autres de l'herbe entière. L'herbe mâchée fut seule digérée, celle qui ne l'avait pas été resta intacte.

On peut affirmer, sans crainte d'être démenti

par les faits, que les trois quarts des affections de l'estomac résultent d'une mastication insuffisante des aliments. « Tout individu qui mâche incomplè-« tement par suite du mauvais état des dents ou « de la muqueuse buccale, ou par suite de précipi-« tation, dit le docteur Durand-Fardel, dans un Mé-« moire présenté à la Société d'hydrologie, est à « peu près infailliblement dyspepsique. »

Cette opinion est celle, du reste, de tous les auteurs qui ont écrit sur cette question, tels que le docteur Leven ; elle se trouve formulée notamment dans un travail tout récent de M. le professeur Mialhe, sur *la Dyspepsie par cause de mastication insuffisante*. Bien souvent on traite les individus atteints de ces maladies par tous les moyens possibles et sans succès. Si l'on cherchait à remonter à la cause du mal, on la trouverait dans l'état des dents, et il serait facile alors d'y remédier. Que d'existences empoisonnées et abrégées faute de dents.

C'est là une vérité bien souvent méconnue et sur laquelle on ne saurait trop insister. A tout âge, surtout pendant la vieillesse, les dents sont indispensables pour faciliter, par la trituration des aliments, les fonctions de l'estomac devenu plus paresseux, et éviter les infirmités qu'entraîne une mauvaise digestion. Que de fois cette phrase : *Je n'ai plus besoin de dents parce que je suis vieux*, a déjà sonné à nos oreilles ! A ceux qui nous tiennent ce raisonnement nous répondons toujours : Vous avez besoin de dents précisément parce que vous êtes vieux et que votre estomac a moins de puissance digestive. Si vous ne pouvez plus mâcher à un âge où vous avez absolument besoin de réparer vos forces, tout le cortège d'infirmités qui poursuivent les malheureux dont l'estomac fonctionne mal vous attend.

L'*Union médicale* contenait, il y a quelques années, le récit d'un fait observé par M. le professeur Gueneau de Mussy et qui vient tout à fait à l'appui de ce qui précède. Il s'agit d'un vieillard entré à l'hôpital dans un état véritablement squelettique, et se plaignant d'une diarrhée dont le début remontait à douze ans. Cet homme avait tout l'aspect d'un phthisique parvenu au dernier terme de la cachexie. La poitrine et le ventre n'offraient cependant aucun signe de tuberculisation. A la visite, on trouva qu'il avait les gencives fongueuses, noirâtres, et que, pour toutes dents, il ne lui restait que des chicots entourés d'abcès. On les enleva ; on toucha les gencives avec la teinture d'iode ; on donna le sous-nitrate de bismuth à l'intérieur, et le malade guérit au bout de trois ou quatre semaines.

Les faits de cette nature ne sont pas rares, et chaque jour, nous sommes à même de les observer. Que de maladies de l'estomac ou d'affections nerveuses, de névralgies cruelles dues à des digestions imparfaites résultant du mauvais état des dents, et auxquelles un dentiste habile saura facilement remédier !

Les dents jouent un rôle non moins important dans l'articulation des mots que dans la mastication des aliments. Leur perte entraîne la projection de salive hors de la bouche, l'aplatissement, et, par suite, le manque de sonorité de la voûte palatine, rend la prononciation difficile en même temps qu'elle détruit complètement la beauté du visage. Telle est la cause qui rend difficile l'articulation des mots chez les vieillards. On a depuis longtemps remarqué qu'un individu dont la voûte palatine est trop aplatie ne peut jamais être un brillant orateur.

Ce qui précède démontre d'une façon rigoureuse l'utilité des dents et la nécessité de tout faire pour conserver ces précieux organes.

Beaucoup de personnes cependant considèrent comme insignifiante la perte d'une dent, sans se douter que cet accident entraîne souvent le déplacement de toute une arcade dentaire, l'aplatissement de la voûte palatine et la déformation consécutive de la face. Les dents restantes chevauchent alors l'une sur l'autre et quelquefois s'ébranlent au point de tomber.

Nous traitons précisément en ce moment une jeune fille chez laquelle la perte d'une seule grosse molaire a amené le chevauchement de toute l'arcade dentaire supérieure et la projection des incisives en avant.

Dès qu'on a perdu une, et à plus forte raison plusieurs dents, il faut immédiatement se faire examiner la bouche par un dentiste assez instruit pour voir si les dents restantes ont besoin d'être maintenues par des dents artificielles, ou si cela est inutile. Car, si une dent artificielle est le plus souvent indispensable ou simplement utile, elle peut quelquefois être nuisible. Dans tous les cas, la perte d'une dent est un avertissement d'avoir à mieux soigner les autres, à les faire aurifier si elles sont gâtées, à les faire nettoyer si elles sont enduites de tartre. Généralement, une dent cariée est rarement seule atteinte, et mieux vaut prévenir que guérir.

Parmi les causes les plus fréquentes de la perte des dents, on peut citer au premier rang l'absence des soins qu'elles devraient recevoir pendant l'enance, c'est à-dire précisément à l'époque de la vie où ils seraient le plus indispensables. Il est triste de voir des enfants, à peine sortis de pension, avoir déjà perdu plusieurs dents ou ne plus posséder que des dents à moitié gâtées, impropres à remplir leurs fonctions. Non-seulement ils sont défigurés, mais encore condamnés à de douloureuses affections de l'estomac par la plus profonde imprévoyance.

Pourrait-il en être autrement? Evidemment oui, puisque nous n'observons rien de pareil en Amérique où, ainsi que nous l'avons bien souvent répété, les dents sont, à tous les âges de la vie, l'objet des soins les plus assidus, et où de nombreux dentistes sont attachés spécialement à toutes les maisons d'éducation. En France, les établissements d'instruction importants ont bien en général un dentiste, mais combien insuffisant est son rôle? Une heure ou deux tous les quinze jours pour examiner, — comme à l'institution de la Légion d'honneur, par exemple, — les dents de deux cents jeunes personnes, voilà ce qu'on lui accorde. Dans cette inspection quasi-militaire, il doit non-seulement voir les affections à traiter, et cela dans des enfants qui, par crainte de la souffrance, se soustraient autant que possible à son examen, mais encore pratiquer les opérations nécessaires. Un dentiste à demeure aurait certainement de quoi occuper ses loisirs pour traiter convenablement un pareil personnel. C'est surtout chez les enfants, en effet, que les soins sont les plus nécessaires. On comprend que, dans des conditions semblables, le meilleur praticien doit borner son rôle à l'extraction pure et simple des dents ou à des plombages sommaires qui le font redouter et amènent les malades à se soustraire, excepté en cas de graves souffrances, à ses soins.

A qui s'en prendre? Instituteurs, enfants et parents ne se soucient guère du dentiste. Instituteurs et enfants sont dans leur rôle. Les premiers redoutent la dépense ; les seconds, la souffrance. Mais les parents, quelle cause pourraient-ils invoquer autre que leur ignorance ? C'est là sans doute une bien triste excuse, d'autant plus qu'ils n'ont besoin que de se souvenir de cet axiome que nous avons écrit en tête de notre livre : *Pas de dents, pas de santé!* et, pourrions-nous ajouter aussi, *pas de beauté*. Sans doute, pour un homme, la beauté est un élément accessoire de bonheur, mais pour la femme, dont le principal rôle est de plaire, qui oserait dire qu'il en est ainsi? Une bouche repoussante chez une femme rend toujours cette femme repoussante.

S'il est nécessaire de soigner ses dents quand elles sont saines, afin de ne pas les perdre, il est indispensable de les traiter quand elles sont malades ; chacun connaît le mal de dents, et il est inutile d'insister sur ce point. Nous dirons seulement qu'une dent malade engendre parfois des maladies telles que des troubles sérieux de la vue et de l'audition, dont on recherche ensuite vainement les causes. Citons-en un exemple tout récent.

M. X... se présente à notre consultation, il souffrait depuis plusieurs années de névralgies dentaires qui avaient altéré sa santé générale et déterminé des troubles dans les organes de la vue et de l'audition qui s'affaiblissaient chaque jour. L'examen attentif de sa bouche nous fit découvrir, au niveau de la gencive recouvrant la racine de la canine droite supérieure, arrachée depuis plusieurs années, une saillie fort sensible. Sur les renseignements donnés par notre client, nous supposâmes que cette racine, brisée pendant l'extraction de la canine, était restée dans l'alvéole et déterminait par sa présence les troubles visuels observés.

Malgré son étonnement et ses doutes, le malade nous autorisa à rechercher la racine dont nous supposions l'existence. Nous débridâmes la gencive et finîmes par trouver dans l'alvéole un fragment mesurant 5 millimètres de longueur à peine, dans son plus grand diamètre, sur lequel se trouvait greffée une poche fibreuse très adhérente de 15 millimètres de longueur sur 2 ou 3 de largeur. Quelques jours après l'opération, notre client avait complètement recouvré l'usage de la vue. Dans un travail sur les affections oculaires les plus graves telles que la cécité, déterminées par les maladies des dents et que nous avons reproduit dans notre journal *l'Art dentaire*, le docteur Galezowski a cité de nombreux cas analogues et il ne se passe pas de jours sans que nos plus célèbres ophtalmologistes nous envoient des malades chez lesquels les troubles visuels n'ont d'autre origine que le mauvais état des dents.

Nous aurions pu citer aussi plusieurs observations de surdité causée par le mauvais état des dents, guéries par les soins donnés aux dents ou leur extraction ou même par la pose d'un dentier. Mais cela nous entraînerait trop loin et nous nous contenterons de signaler ces faits.

On voit, par tout ce que nous avons dit dans ce chapitre, quelle influence l'état des dents peut avoir sur la santé, et combien il importe de tout faire pour conserver d'aussi précieux organes. Nous allons montrer, dans la suite de ce travail, qu'il suffit de quelques soins pour obtenir ce résultat.

CHAPITRE III

INFLUENCE DE L'ÉTAT DES DENTS SUR LE CARACTÈRE

Souffrances journalières occasionnées par la perte des dents ou leurs maladies. — Conséquences qui en résultent sur le caractère. — Modification qu'entraînent dans le moral de la femme les maladies des dents. — Petites causes et grands effets.

Nous venons de voir l'influence considérable de l'état des dents sur la santé ; examinons maintenant rapidement le résultat de leurs maladies su- le caractère. Ainsi que nous allons le voir, elles exercent une influence égale sur le physique et le moral.

Traiter d'une façon complète un pareil sujet serait difficile. L'étude de l'influence du physique sur le moral est peu avancée encore, et depuis l'immortel ouvrage de Cabanis, c'est un sujet que les physiologistes et les philosophes semblent avoir complètement délaissé. On le comprendra facilement, du reste, en réfléchissant à quel point il doit sembler dur, pour la vanité humaine, d'être obligé de reconnaître combien de grands effets, que nous considérons comme résultat de notre volonté libre, sont souvent, en réalité, le résultat de causes bien petites. Voltaire, en faisant dire à l'anatomiste Sidrac que la chaise percée a une influence considérable sur les actions humaines, et que Cromwell, quand il fit périr son souverain ; Charles IX, quand il ordonna la Saint-Barthélemy ; Henri III, quand il fit périr le duc de Guise, n'étaient pas allés à la selle depuis plusieurs jours, s'exprime en observateur perspicace autant qu'en physiologiste profond. « L'homme, comme l'a écrit dans sa *Physiologie* le savant docteur Gustave Le Bon, est un pantin qui ne voit pas les fils qui le font mouvoir. » Si, en juillet 1870, la pierre dont devait mourir l'empereur Napoléon eût fait souffrir un peu plus le puissant monarque, la guerre, si imprudemment déclarée, ne l'eût sans doute pas été, et ce simple caillou du poids de quelques grammes eût économisé à la France deux provinces, dix milliards et deux cent mille hommes. Quelle disproportion entre la cause et l'effet dans les actions des hommes !

Si une indisposition produisant un malaise léger,

tel qu'une irritation de la vessie ou une constipation un peu prolongée, ont autant d'influence sur le moral, on comprend combien une douleur intense, térébrante, telle que celle du mal de dents, peut avoir un effet plus actif. Dans la rage de dents, le patient perd momentanément toute liberté morale, et il ne faudrait pas évidemment l'exaspérer longtemps pour le rendre capable des actions les plus féroces. Mais, sans envisager le mal de dents à sa période extrême, et qui, par l'excès de la douleur même, ne saurait se prolonger bien longtemps, considérons simplement l'individu dont la mâchoire est en mauvais état, c'est-à-dire auquel il manque quelques dents et dont celles restantes sont plus ou moins cariées ou branlantes. Sans doute, la douleur habituelle est à peu près nulle ; il y a incommodité, mais non souffrance réelle ; cependant, en réalité, cette incommodité est plus intolérable que la douleur même. Le malheureux est devant une table splendidement servie et à laquelle il se promet de faire honneur ; mais pendant qu'il savoure le mets qui lui est offert, il a oublié qu'il ne devait pas mâcher sur telle ou telle molaire cariée ou déchaussée, et une douleur vive vient lui rappeler cette nécessité impérieuse, en lui faisant perdre tout le plaisir qu'il avait à goûter à un mets délicat. Il déguste un crû de premier choix ; mais le froid contact du liquide sur les dents malades produit une nouvelle douleur devant laquelle la saveur du breuvage disparaît, et comme il sait aussi que le contact des sucreries réveillerait encore d'autres douleurs, il laisse passer devant lui, sans y toucher, avec un soupir, les confiseries de Boissier ou de Siraudin. Pour utiliser ses loisirs forcés, il essaye de faire l'aimable avec sa voisine ; mais il sait que sa bouche n'est pas toujours très parfumée, que s'il écarte un peu trop les mâchoires, on s'aperçoit qu'elles sont un peu dégarnies ; aussi, son sourire est-il contraint, sa tournure embarrassée, et ce qu'il dit s'en ressent.

Que ne dirions-nous pas si nous étudiions les effets des mêmes influences chez l'orateur, le ministre, le diplomate, l'écrivain, la femme du monde, la jeune fille à marier, etc. ! que d'actions sans cause apparente, de caractères chagrins, d'opinions paradoxales ou féroces, n'ayant d'autre raison que l'état d'irritation produit par le mauvais état des dents ! et pour les statisticiens de l'avenir, ce sera un beau problème que de rechercher combien, parmi les membres de la Terreur ou de la Commune de funeste mémoire, possédaient des râteliers parfaits.

La conséquence la plus habituelle du mauvais état des dents sur le caractère est l'affection désignée sous le nom d'hypocondrie.

Tous les médecins d'aujourd'hui savent que cet état pathologique est le symptôme de maladies fort diverses et non uniquement des affections du foie, comme on le croyait autrefois.

Parmi les maladies susceptibles de produire cet état de malaise, d'abattement, de découragement et de dégoût de l'existence qui constituent l'état pathologique auquel on a donné le nom cité plus haut, nous n'avons vu indiquer nulle part les maladies des dents, et cependant une expérience de trente années nous a démontré qu'elles en constituaient une des causes les plus fréquentes.

Ce n'est pas seulement dans les affections si communes de l'estomac, produites par le mauvais état des dents, que l'hypocondrie s'observe ; on la note encore dans la carie sous toutes ses formes ; les douleurs prolongées qu'elle produit et qui s'exaspèrent sous l'influence des causes les plus légères, finissent par rendre le caractère chagrin, irritable, et dès lors enclin à voir hommes et choses sous leur vilain côté. Voltaire, dans le conte cité plus haut, fait dire à l'anatomiste Sidrac que les gens constipés sont capables des plus grands crimes. Je ne voudrais pas en dire tout à fait autant des personnes qui ont les dents malades, mais il est au moins certain que, si j'avais une cause à défendre devant un tribunal, je souhaiterais vivement pour son succès que les membres qui le composeraient eussent leur mâchoire en bon état.

C'est chez la femme surtout que nous avons observé l'hypocondrie consécutive aux maladies des dents. La paresse, l'insouciance ont fait négliger les soins à donner aux dents, et la carie a fait lentement son œuvre ; bientôt de vives douleurs, qu'on supporte le plus longtemps possible, mais qui aigrissent graduellement le caractère, obligent à avoir recours aux dentistes ; malheureusement il est trop tard, et l'opérateur en est réduit à faire l'extraction des dents les plus malades. Mais des dents de moins dans la bouche d'une femme, quelle lacune ! L'idée de porter un râtelier fait horreur, et comme on ne veut pas que les amis, — les amies surtout, — aperçoivent la lacune, il faut composer son sourire de façon que la bouche trop ouverte ne laisse pas deviner que le dentiste a passé par là ; ce qui occasionne nécessairement des efforts de tous les instants. Adieu alors la gaîté, le rire joyeux et sonore des jeunes années ! Cette contrainte perpétuelle de soi-même finit par rendre les meilleures natures chagrines et moroses, et les horizons bleus de la jeunesse se teintent de nuances chaque jour plus sombres. Les amies? toutes perfides ! Les hommes ? à quoi bon ? Tant que la main barbare du dentiste s'est bornée à pratiquer quelques brèches, il est possible de patienter encore ; mais les leçons du passé n'ont guère servi — elles servent si peu aux peuples ! pourquoi serviraient-elles aux femmes? — et de nouvelles brèches plus profondes rendent indispensable un jour l'application d'un dentier.

A moins que ce ne soit :

Pour réparer des ans l'irréparable outrage,

une femme ne se décide jamais, sans les plus longues hésitations, à en arriver à cette dure extrémité. Sans doute, le dentier remplacera complètement la nature par son aspect; mais si on allait s'en apercevoir, s'il venait à tomber devant un adorateur, s'il donnait de l'odeur, enfin toute une série de *si*, dont l'ensemble constitue un des plus pénibles cauchemars qui puissent hanter un cerveau féminin ! Tout est fini pour elle, elle ne doit plus sourire. Si j'étais homme de lettres — au lieu d'être un simple dentiste — je voudrais écrire un livre que j'intitulerais :

De l'influence de l'état des dents sur le caractère des femmes en général et sur celui des femmes mariées en particulier.

Bien des gens qui sont à l'Institut y sont entrés avec des bouquins, plus intéressants peut-être, mais d'une portée morale assurément moindre que celui dont je viens d'indiquer le cadre.

Le lecteur voit quels horizons nouveaux et inexplorés s'ouvrent devant lui ; mais, dans ces sentiers vierges, nous ne nous aventurerons pas, voulant éviter d'empiéter sur le domaine des philosophes et des historiens qui, du reste, pourraient nous rappeler le mot fameux : *Ne sutor ultra crepidam.*

CHAPITRE IV

ANATOMIE ET PHYSIONOMIE DES DENTS

Notion sommaire sur l'anatomie des dents. — Émail, ivoire, pulpe, etc. — Développement des dents. — Figures diverses montrant leur structure.

Les dents sont de petits organes ossiformes qui garnissent le bord des mâchoires. Placées à l'entrée du canal alimentaire, elles ont pour usage principal de broyer et réduire en pâte les aliments avant leur transmission dans l'œsophage et l'estomac.

L'homme adulte possède trente-deux dents, seize à chaque machoire ; l'enfant n'en a que vingt principales.

Chaque dent se compose de trois parties : la couronne, qui fait saillie en dehors et sert à broyer les aliments ; la racine, qui est implantée dans une cavité nommée alvéole ; et le collet, partie rétrécie qui réunit la racine à la couronne.

On divise les dents en trois classes : *incisives*, *canines* et *molaires*. Ces dernières sont subdivisées elles-mêmes en grosses et petites molaires.

Incisives. — Placées à la partie antérieure des mâchoires, elles sont au nombre de huit, quatre en haut et quatre en bas. Elles n'ont qu'une racine simple aplatie latéralement. Leur base est tranchante de façon à pouvoir couper les aliments.

Canines. — Les canines, au nombre de deux pour chaque mâchoire, sont placées à côté des incisives et en dehors. Comme ces dernières, elles n'ont qu'une racine aplatie latéralement, mais beaucoup plus grosse et plus longue. L'extrémité des canines n'est pas coupante, mais taillée en pointe, afin qu'elles puissent déchirer les aliments.

Molaires. — Placées à côté des canines et en dehors, les molaires sont au nombre de vingt, dix pour chaque mâchoire ; elles servent à broyer les aliments ; on les divise en grosses molaires et petites molaires, ou prémolaires.

Les petites molaires, nommées aussi *bicuspidées* ou prémolaires, sont au nombre de huit ; leur couronne présente deux tubercules conoïdes séparés par une rainure ; leur racine paraît simple, mais elle

Fig. 1. — Coupe verticale d'une dent molaire et de son alvéole.

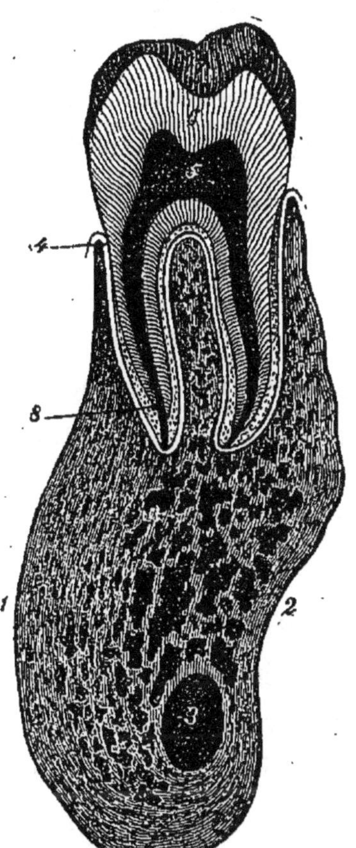

1, 2, coupe du maxillaire; 3, canal de l'alvéole; 4, perioste alvéolo-dentaire; 5, cavité de la dent; 6, ivoire; 7, émail; 8, cément de la racine.

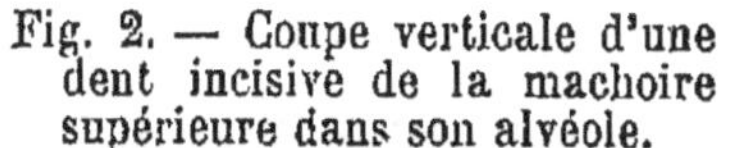
Fig. 2. — Coupe verticale d'une dent incisive de la machoire supérieure dans son alvéole.

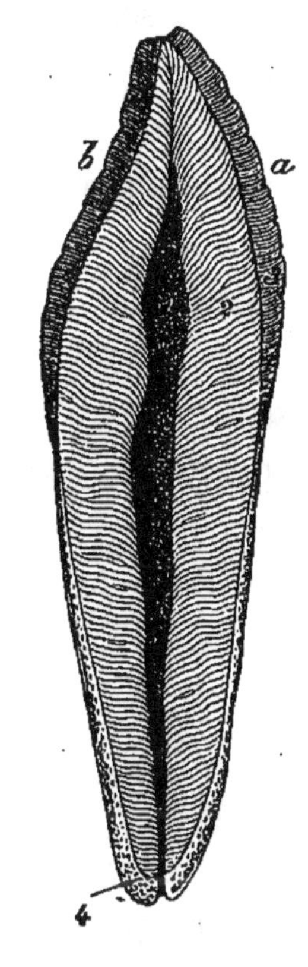

a, face antérieure de la couronne; *b*, face postérieure; 1, cavité de la dent; 2, ivoire et canalicules dentaires; 3, émail; 4, cément.

Ces deux gravures sont extraites de l'ouvrage *la Vie, traité de physiologie humaine*, par le docteur Gustave Le Bon, 1 vol. gr. in-8, orné de 330 magnifiques gravures, chez Rothschild. Nous ne saurions trop recommander ce livre à nos confrères.

est double en réalité, ainsi que le démontre le sillon longitudinal profond qu'elles présentent.

Les grosses molaires ou *multicuspidées* sont au nombre de douze ; elles sont placées au fond de la bouche ; leur couronne est garnie de plusieurs tubercules séparés par de profondes rainures ; elles ont plusieurs racines. Les molaires supérieures en ont généralement trois, les inférieures deux. La dernière des grosses molaires, appelée dent de sagesse, parce qu'elle pousse très tard, n'a souvent, en apparence, qu'une racine formant quelquefois un crochet.

Structure des dents. — Les dents se composent d'une partie molle et d'une partie dure ; la partie molle est formée par la pulpe dentaire ; la partie dure par l'émail, l'ivoire et le cément. La couronne se compose d'ivoire et est recouverte par l'émail. La racine se compose également d'ivoire, mais elle est recouverte par le cément qui, lui-même, est recouvert d'une membrane mince nommée *périoste alvéolo-dentaire*, analogue à celle qui recouvre tous les os.

Pulpe dentaire. — La pulpe ou bulbe dentaire est une substance molle rougeâtre, composée d'une trame fibreuse et de matière amorphe, parcourue par un grand nombre de ramifications veineuses, artérielles et nerveuses. Elle est renfermée dans la cavité dentaire et rattachée au périoste alvéolo-dentaire par un pédicule mince traversant le canal de la racine. C'est par ce pédicule que pénètrent les vaisseaux nourriciers de cet organe.

Email. — L'émail est la partie la plus extérieure de la dent; il forme une couche brillante d'un blanc bleuâtre qui recouvre la couronne et s'arrête au collet. C'est un corps très dur et en même temps très fragile. Il est à son maximum d'épaisseur sur le sommet de la dent et va en diminuant jusqu'à son collet.

L'émail se compose de prismes microscopiques à colonnes nommés quelquefois fibres de l'émail. Ils sont soudés entre eux et reposent par leur base sur l'ivoire.

Voici, suivant Berzélius, la composition de l'émail :

Phosphate de chaux mêlé à un peu de fluorure de calcium	88,5
Carbonate de chaux	8,0
Phosphate de magnésie	1,5
Eau et substance animale	2,0
	100,0

Ivoire ou *dentine.* — L'ivoire ou dentine forme la partie la plus considérable de la dent. C'est une substance granuleuse moins dure que l'émail, mais beaucoup plus dure que les os ou le cément, traversée dans toute son épaisseur par un nombre infini de petits canaux microscopiques parallèles nommés *canalicules dentaires*, pleins de sérosité, et creusée d'une cavité qui contient la pulpe.

L'ivoire ne paraît contenir ni vaisseaux ni nerfs. Son extrême sensibilité semble provenir de la facilité avec laquelle il transmet à la pulpe les chocs qu'il reçoit :

Voici, d'après Berzélius, la composition de l'ivoire :

Phosphate de chaux mêlé à un peu de fluorure de calcium. . . .	64,30
Carbonate de chaux	5,30
Phosphate de magnésie	1,00
Soude	1,40
Matière animale et eau	28,00
	100,00

En comparant la composition de l'émail avec celle de l'ivoire, on voit qu'il ne diffère de ce dernier, au point de vue chimique, que par une plus forte proportion de matière animale.

Cément. — Le cément est une substance très analogue aux os, qui revêt toute la surface extérieure des racines. C'est à leur sommet qu'il atteint son maximum d'épaisseur.

D'après Lassaigne, la composition du cément serait :

Phosphate de chaux	53,84
Carbonate de chaux.	3,98
Matière animale.	42,18
	100,00

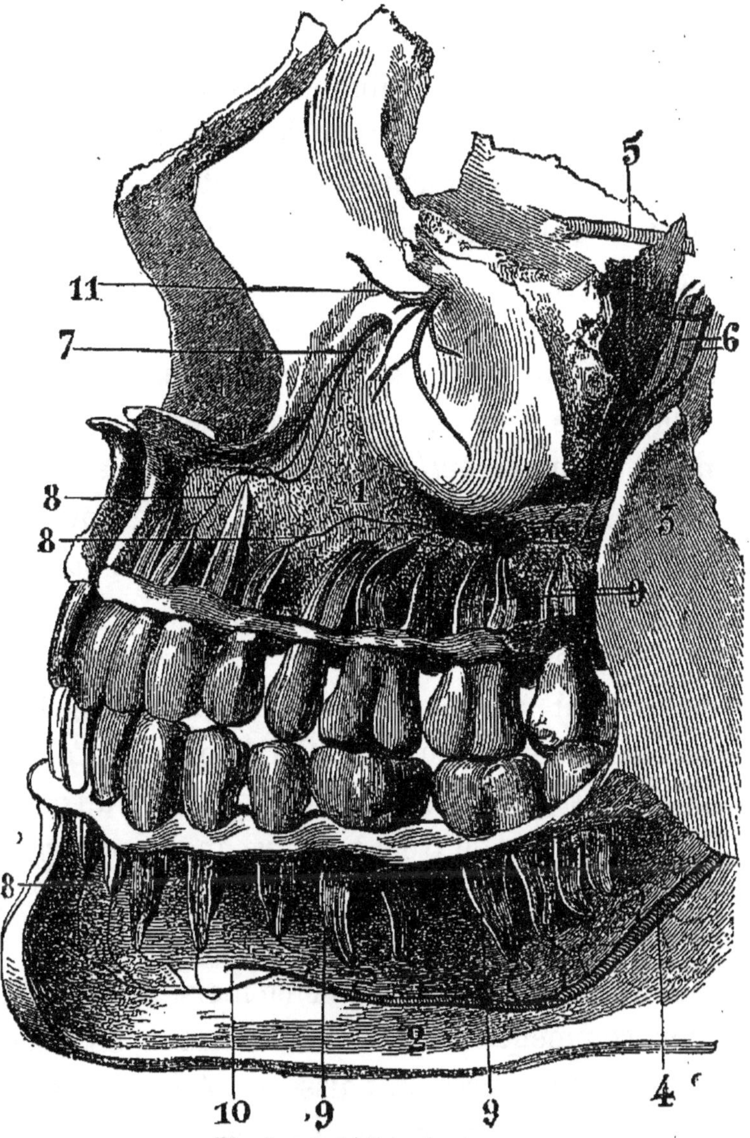

Fig. 3. — *Artères des dents*

1, 2, 3, maxillaire supérieure et inférieure dont une paroi a été enlevée pour montrer les vaisseaux; 4, artère dentaire inférieure; 5, artère sous-orbitaire; 6, rameaux alvéolaires se distribuant aux molaires; 7, rameau de la sous-orbitaire se distribuant aux incisives et à la canine; 8, 8, 8, 9, 9, 9, terminaison des rameaux dans les racines des dents; 10, rameau mentonnier coupé; 11, artères sous-orbitaires. Toutes ces artères viennent de la maxillaire interne, une des deux branches terminales de la carotide externe.

Figure extraite de l'ouvrage *La Vie*, traité de physiologie humaine, par le Dr Gustave Le Bon, publié par Rothschild.

Périoste alvéolo-dentaire. — Le périoste alvéolo-dentaire est une membrane analogue au périoste ordinaire et qui enveloppe les racines auxquelles elle adhère intimement. Ce périoste adhère également à l'alvéole, mais beaucoup moins qu'à la racine.

Développement des dents. — Les dents sont produites par de petits sacs membraneux qui se forment dans l'alvéole. Ils renferment une masse molle nommée *bulbe*, qui sécrète une substance liquide dans laquelle se forment des granulations qui durcissent et enveloppent bientôt la bulbe sur laquelle elles se moulent.

C'est cette petite masse, ainsi moulée sur la bulbe, qui constitue la dent. En même temps qu'elle se développe, elle tend à sortir de l'alvéole, et bientôt elle perce la gencive et arrive au dehors.

C'est à l'âge de trois à quatre mois qu'apparaissent chez le fœtus les premiers rudiments des alvéoles : les masses pulpeuses ne deviennent distinctes que vers le cinquième mois. Leur ossification commence bientôt et se continue jusqu'à sept et neuf mois après la naissance, époque à laquelle les incisives commencent à percer les gencives. Ce n'est que très exceptionnellement qu'on voit des enfants posséder une ou plusieurs dents en naissant. Un des exemples les plus connus est celui de Louis XIII qui vint au monde avec deux incisives. Dans le cours de notre longue carrière, nous n'avons observé que deux cas analogues. L'un possédait une incisive, l'autre trois.

CHAPITRE V

DE LA DENTITION ET DES ACCIDENTS QU'ELLE PEUT ENTRAINER

Première dentition ou dents de lait. — Tableau indiquant l'époque de l'apparition des premières dents. — Deuxième dentition ou dents permanentes. — Époque de cette apparition. — Accidents de la première dentition et moyens d'y remédier. — Nécessité de soigner les dents de lait. — Préjugés à cet égard. — Persistance des dents de la première dentition et inconvénients qui peuvent en résulter.

On désigne, par le mot dentition, les phénomènes de l'accroissement et de la sortie des dents.

Il y a deux dentitions. Pendant la première, apparaissent les dents temporaires, au nombre de vingt, qu'on désigne sous le nom de dents de lait; pendant la seconde, ces dents sont remplacées par les dents permanentes.

A la naissance, la couronne des incisives est formée; mais celle des canines ne l'est pas. Bientôt les racines se développent; et, vers l'âge de six à huit mois, commence la dentition. Les incisives moyennes de la mâchoire supérieure percent d'abord; quinze jours après apparaissent les incisives correspondantes de la mâchoire inférieure, puis les incisives latérales et, plus tard, les canines. Vers le douzième mois viennent enfin et successivement les huit premières molaires. Voici, du reste, le tableau représentant l'ordre dans lequel elles se présentent généralement. Nous ferons remarquer, cependant, que ces exceptions sont très fréquentes.

Incisives centrales	de 7 à 8 mois.
(Cas extrêmes de 1 à 13 mois).	
Incisives latérales	7 à 9
Canines	17 à 18
Premières molaires . . .	20 à 24
Deuxièmes molaires . . .	24 à 34

Les vingt premières dents, dites de *lait* ou *temporaires*, sont complètes vers l'âge de trois ans, quelquefois avant.

Vers la sixième ou septième année, les dents de lait tombent et sont remplacées par des dents permanentes, d'abord au nombre de vingt-huit, mais qui s'accroissent de quatre vers l'âge de vingt ans, de façon à former le chiffre total de trente-deux.

Les germes des secondes dents existent chez le fœtus; leur ossification commence quelques mois après la naissance pour les incisives et les grosses molaires ; elle n'est terminée qu'à l'âge de dix à douze ans pour les dernières dents. En même temps, la racine des dents de lait est résorbée, et la dent, qui n'est plus retenue dans son alvéole, tombe bientôt. Les anciens, qui voyaient que les dents de lait n'ont pas de racine lorsqu'elles tombent, avaient recours à plusieurs hypothèses pour expliquer ce phénomène : les uns croyaient qu'elles n'avaient pas de racines ; les autres, que les racines restaient dans la mâchoire et continuaient à croître pour engendrer plus tard de nouvelles dents.

Le tableau suivant indique approximativement l'époque de l'apparition des dents permanentes :

Premières grosses molaires . .	de 6 à 7 ans.
Incisives moyennes et latérales.	7 à 9
Premières petites molaires. / Deuxièmes petites molaires.	9 à 10
Canines	11 à 12
Troisièmes grosses molaires (Dents de sagesse) . . .	18 à 24

Exceptionnellement, on voit sortir ces dernières à un âge fort avancé. Elles sont alors fort réduites de volume.

Quelque favorables que soient les conditions dans lesquelles se produit le travail de la dentition, il détermine toujours du côté de la cavité buccale une

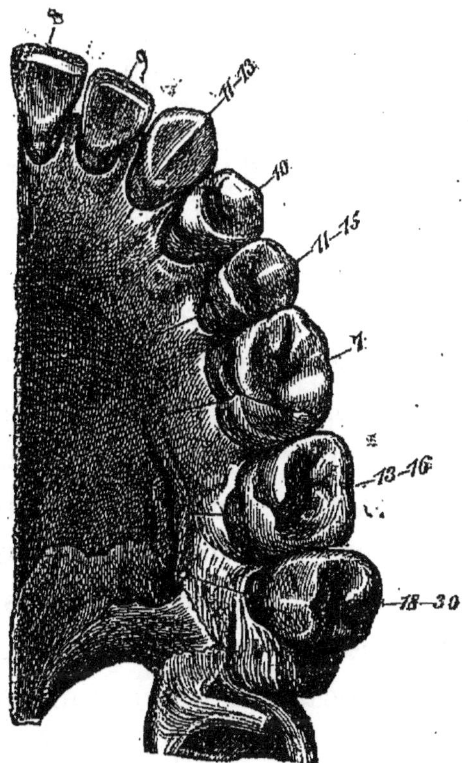

Fig. 4. — Dents permanentes de la mâchoire supérieure.

Les numéros placés à droite des dents indiquent l'époque de leur apparition, ceux placés à gauche font connaître l'ordre de cette apparition.

Cette figure est extraite de l'ouvrage *la Vie,* traité de physiologie humaine, par le docteur Gustave le Bon, J. Rothschild, éditeur.

congestion plus ou moins vive, qui ne doit pas être considérée comme un état pathologique, lorsqu'elle ne dépasse pas certaines limites.

Les accidents pouvant résulter de la dentition sont nombreux, et leur traitement nécessite les soins d'un médecin ou d'un dentiste expérimenté. On peut les diviser en deux classes : les accidents locaux, produits par le travail de la dentition, et les accidents généraux qui l'accompagnent. Ces derniers ne sont plus spécialement du ressort de la médecine. Nous dirons donc seulement en passant, que c'est à tort qu'on croit généralement que les diarrhées favorisent la dentition. A moins qu'elles ne soient très légères, il faut s'empresser de les combattre par les moyens les plus actifs, ainsi que le recommande le professeur Trousseau.

Les accidents locaux les plus communs de la première dentition sont une sécrétion abondante de la salive, une démangeaison et un gonflement des gencives qui sont tendues, rouges, chaudes et douloureuses. Ces différents états peuvent être accompagnés de fièvre, de mouvements spasmodiques et de convulsions violentes.

Le moyen le plus simple à opposer au gonflement des gencives consiste à pratiquer sur elles une incision cruciale allant jusqu'à la dent, ou, préférablement, à tailler un lambeau elliptique qu'on enlève afin d'empêcher la cicatrisation prématurée de la plaie. Les symptômes les plus graves disparaissent aussitôt comme par enchantement.

Lorsque les gencives ne sont que légèrement enflammées, on les frotte avec du miel et on fait gargariser la bouche avec de l'eau additionnée de quelques gouttes de notre électuaire spécial. Il calme la douleur et la fièvre qu'elles occasionnent. On l'emploie en frictions faites avec le bout du doigt plusieurs fois par jour sur les gencives de l'enfant.

Les hochets d'ivoire, de verre ou de métal qu'on donne aux enfants dans le but de faciliter la sortie de leurs dents, produisent un effet absolument contraire à celui qu'on se propose d'atteindre. Leur contact durcit, en effet, les gencives, et, en les rendant calleuses, augmente les difficultés de la dentition. Il vaut beaucoup mieux faire sucer à l'enfant quelques figues grasses ou un morceau de racine de guimauve, qui forme dans la bouche un mucilage émollient.

Par suite d'un préjugé fort répandu, on ne donne aucun soin aux dents de lait, qu'on sait devoir être remplacées par des dents permanentes. Notre expérience nous permet d'affirmer que c'est au contraire à cette époque de la vie que les soins sont le plus nécessaires. Il importe beaucoup d'empêcher la chute prématurée des dents de lait et de les aurifier lorsqu'elles sont cariées, ainsi qu'on le ferait pour des dents permanentes. Il faut à l'enfant comme à l'adulte des dents en état de mâcher. Si elles le font souffrir, il ne se nourrira pas : et il en résultera des accidents qui produiront un effet funeste sur tout l'organisme. Leur présence favorise le développement normal de la mâchoire, qui n'est pas encore complètement terminé. Leur chute prématurée entraîne à sa suite la déviation des dents permanentes, ainsi que nous allons l'expliquer.

Les os des mâchoires, chez l'enfant qui n'a pas encore de dents, ont une forme et des dimensions très différentes de celles qu'ils auront après la sortie des dents de la seconde dentition. Depuis l'âge de six mois jusqu'à celui de trente mois environ, ils se modifient peu à peu par la sortie successive de divers groupes de dents temporaires ; mais, à cette époque, ils ne pourraient présenter aux vingt-huit premières dents de la seconde dentition la place qui leur est nécessaire ; aussi restent-ils encore, pendant une période de quatre ans, munis seulement de vingt dents. Pendant ce temps, ils se développent, et l'étendue du bord alvéolaire augmente. Ce n'est que lorsque ce travail est suffisamment avancé que les dents définitives, en se développant à leur tour, provoquent la chute des dents temporaires pour prendre leur place. On comprend maintenant que si la carie oblige à arracher prématurément les dents de lait, si un mauvais entretien de la bouche hâte leur chute, les dents de remplacement n'éprouvant plus à leur sortie l'obstacle nécessaire qu'y avait mis la nature, apparaîtront trop vite, ne trouveront pas sur un maxillaire rétréci la place qui leur est nécessaire, ou se développeront en contact avec des dents cariées. De là des difformités, des souffrances, qui seront un souci continuel pour le reste de l'existence.

Il ne faut enlever les dents de lait que lorsque leur présence est un obstacle à l'accroissement et à la direction régulière des nouvelles dents. Si, dans ce cas, on différait leur extraction, il pourrait en résulter des déviations longues à guérir, bien qu'au moyen d'appareils spéciaux nous réussissions presque toujours à redresser les dents et à les rétablir dans une position normale. Mais ces redressements exigent quelquefois beaucoup de temps, des soins minutieux, le sacrifice de bonnes dents pour faire de la place, et, ainsi que nous l'avons déjà dit, il vaut mieux prévenir que guérir (1). On peut comparer les dents d'un enfant à un jeune arbre. Leur

(1) Les parents croient souvent qu'en faisant arracher une dent on peut arriver à redresser les dents voisines. Rien n'est plus erroné, le plus souvent, que cette opinion.

beauté, leur direction dépendront entièrement des soins qu'on en aura pris dans leur jeunesse.

On ne saurait croire combien sont nombreux les accidents que peuvent produire les dents de lait, et à quel point ces accidents peuvent souvent embarrasser le praticien le plus instruit. Pour en donner un exemple, nous citerons l'observation suivante que nous avons récemment publiée dans notre journal *l'Art dentaire*.

Désordres causés par la présence d'une dent de lait chez un sujet âgé de trente-deux ans. — Tumeur considérée comme un cancer du maxillaire par plusieurs médecins. — Extraction de la dent. — Guérison.

Mademoiselle X...., âgée de 32 ans, est venue nous consulter récemment pour une tumeur à l'angle du maxillaire inférieur du côté droit. Cette tumeur, qui résistait à tous les traitements, avait été considérée comme cancéreuse par plusieurs chirurgiens, et on avait parlé d'enlever l'os maxillaire.

Nous examinâmes l'intérieur de la bouche avec le plus grand soin, et nous découvrîmes que des deux côtés de la mâchoire il existait deux grosses molaires de première dentition qui avaient persisté et arrêté la venue d'une des petites molaires de chaque côté. A droite, la première et la deuxième grosse molaire étaient vacillantes, tandis que la molaire de première dentition conservait toute sa solidité.

En exerçant une pression sur la partie malade, on en faisait sortir une quantité assez considérable de pus.

Nous crûmes d'abord aussi que le maxillaire était malade. Mais un examen très minutieux, répété pendant une seconde séance, nous fit penser que la tumeur était peut-être causée par la présence des racines d'une dent de lait logée dans les alvéoles.

La recherche de ces racines devait être extrêmement difficile, vu l'état des gencives.

Nous commençâmes par extraire une des dents de lait, et dans le but de dilater l'ouverture et de modifier la suppuration, nous y introduisîmes du coton imbibé d'eau phéniquée. Mais nous n'obtînmes aucun résultat ; la tumeur persistait et les molaires restaient ébranlées.

Nous enlevâmes alors la première grosse molaire de la deuxième dentition, ce qui n'amena encore aucun soulagement. Nous eûmes alors recours à l'application de petites flèches de chlorure de zinc que nous introduisîmes dans les ouvertures laissées par les dents arrachées.

Après l'application de ce caustique, répété à dix

jours d'intervalle, nous eûmes la satisfaction de voir apparaître à l'extrémité de l'orifice une grosse molaire de première dentition, presque complètement privée de sa couronne. Nous l'enlevâmes facilement.

La tumeur disparut bientôt, et, au bout d'un mois, la malade était complètement guérie, prouvant ainsi, une fois de plus, la justesse de l'axiome : *Sublata causa tollitur effectus.*

Ce n'est pas du reste chose rare de voir les dents de première dentition persister pendant un temps fort long. Il n'est pas de semaine où l'on ne nous amène des jeunes personnes de seize à vingt-cinq ans, ayant conservé jusqu'à cet âge des dents de première dentition, dont la plupart sont souvent cariées. Les conséquences de ce défaut de soins sont faciles à comprendre : les dents de première dentition, ayant persisté au-delà de la limite de temps qui leur est assignée, empêchent la sortie régulière des dents de deuxième dentition, qui ne font leur apparition que lorsque les dents de première dentition finissent par leur faire place.

Il nous arrive fréquemment d'être consulté par des jeunes personnes sur le point de se marier et dont certaines dents sont chancelantes. Après examen, nous découvrons presque toujours que les dents appartenant à la première dentition ne peuvent plus être remplacées par des dents permanentes l'époque de leur évolution étant passée. Il faut avoir alors recours à des pièces artificielles qu'on eût évité en s'adressant en temps opportun à un dentiste expérimenté.

L'irrégularité dans l'arrangement des dents permanentes, surtout des canines et des incisives, est très fréquente. Elle détruit toute l'harmonie des traits. Il peut en résulter encore divers inconvénients: des excoriations, des ulcérations des muqueuses, une gêne dans les mouvements latéraux des mâchoires, une certaine difformité de la face, etc., etc.

Le traitement des déviations des dents a été l'objet de nos plus sérieuses préoccupations et de nos travaux assidus ; il occupe une très grande place dans notre musée. Le succès a couronné nos efforts. Le traitement que nous employons varie à l'infini, selon les causes et la nature de la déviation. Parfois nous arrivons instantanément au redressement par une opération délicate. Le plus souvent le traitement est long. Nous employons alors des appareils de notre invention, basés à la fois sur la dynamique et la physiologie, au moyen desquels nous obtenons des résultats dont la perfection étonne ceux qui en sont témoins.

Nous ne saurions trop adjurer les mères de famille de bien réfléchir avant de permettre l'extraction d'une des six dents de devant, et de consulter toujours au préalable un dentiste compétent. Elles éviteront ainsi ces erreurs journalières, ces extractions si commodes qui doivent tout arranger en un clin d'œil et dont le résultat définitif est trop souvent de détruire toute l'harmonie de la bouche et la beauté de la physionomie.

Si nous insistons de toutes nos forces pour qu'on n'enlève pas prématurément les dents de première dentition et qu'on les conserve pour tout le temps qu'elles doivent durer, nous insisterons aussi pour que ces dents de première dentition ne persistent pas dans les machoires au delà du temps que la nature leur a donné — car il en résulterait d'autres inconvénients, différents sans doute, mais tout aussi graves. Si la nature n'a pu faire un effort suffisant pour se débarrasser des dents de première dentition, celles de seconde ne pourront apparaître que très tardivement. Nous verrons fréquemment des dents de lait persister dans les machoires — et tomber à tous les âges sans exposer de voir les dents apparaître. Combien de fois n'avons-nous été consulté par des jeunes filles de 18 à 20 ans possédant des dents branlantes prêtes à tomber ; et malheureusement nous ne pouvions leur offrir que de les remplacer par une pièce artificielle.

On comprend par ce qui précède la nécessité de soigner les dents de première dentition aussi bien que les dents permanentes. Nous pouvons ajouter encore que, si on laisse se carier et, par suite, tomber les dents de première dentition, il en résulte un rétrécissement des arcades dentaires, qui s'oppose ensuite à l'évolution régulière des dents de deuxième dentition ; il faut donc faire aurifier les dents de première dentition et les soigner absolument comme si elles ne devaient pas être remplacées par de nouvelles dents.

En Angleterre et aux Etats-Unis, les parents sont beaucoup plus instruits sous ce rapport qu'ils ne le sont en France, car dans la bibliothèque de toutes les familles existent des ouvrages spéciaux où chacun vient puiser tous les renseignements qui peuvent lui être utiles.

Les accidents qui accompagnent la seconde dentition sont généralement moins graves que ceux consécutifs à la première. Ils cèdent au même traitement.

Il arrive quelquefois que la dent de sagesse comprise entre la maxillaire et la molaire voisine n'a pas assez d'espace pour sortir. On est alors obligé d'extraire cette dernière, opération qui présente souvent de sérieuses difficultés en raison de l'irrégularité des racines de ces dents.

On peut dire, en thèse générale, que les dents de

sagesse sont celles dont la sortie donne lieu au plus grand nombre d'accidents dont la cause est souvent complètement méconnue. Fréquemment nous avons été appelé par les plus éminents chirurgiens tels que Nélaton, Ricord, Gosselin, Richet, Péan, Panas, Verneuil, etc., pour des cas analogues. Le praticien le plus instruit peut s'y tromper. A ce sujet, nous citerons l'observation suivante, faite sur lui-même, par le docteur Fiard :

« Pendant l'été, dit ce médecin, je fus atteint d'une légère douleur de gorge bientôt suivie, au mois de novembre, d'une violente inflammation de l'amygdale droite, combattue par une application de vingt-cinq sangsues, de sinapismes, qui la firent cesser. La gorge continua d'être douloureuse ; elle le devint insensiblement davantage ; la déglutition était fort difficile. Tous les moyens furent vainement mis en usage jusqu'au commencement de 1823. Les médecins et les chirurgiens les plus distingués de cette époque ne purent, pas plus que moi, en reconnaître la cause et m'apporter le moindre soulagement. Je refusai un traitement antisyphilitique auquel un illustre chirurgien voulait me soumettre, aucun antécédent ne pouvant faire supposer une cause spécifique.

« Je ne cessais d'examiner le fond de ma bouche, d'explorer tous les jours le lieu où siégeait la douleur, on n'y voyait rien qu'un gonflement de l'amygdale droite ; toutes mes dents étaient saines, les gencives dans une intégrité parfaite. En somme, j'étais presque décidé à me faire enlever l'amygdale lorsque, en explorant l'arrière-bouche, je remarquai que la dent inférieure gauche, dite de sagesse, manquait : en pressant contre l'apophyse coronoïde, j'éprouvai une douleur sourde. J'avais peine à comprendre qu'elle pût être en rapport avec l'amygdale droite et, en général, avec tout le côté droit de la gorge ; cependant, sans avoir d'idée arrêtée, je soulevai avec un stylet la partie des chairs qui recouvraient, sans présenter aucune altération de couleur, la partie postérieure de la deuxième molaire. J'y sentis un corps dur, et surmontant la douleur de l'exploration, je devins certain qu'une large et très grosse dent, parfaitement sortie de son alvéole, gisait dans les chairs. Je saisis un bistouri et incisai largement la gencive d'arrière en avant : *le soulagement et la disparition des douleurs furent subits*, mais les deux lambeaux durent être excisés et cautérisés ; enfin, la dent mise à découvert me montra l'inutilité des moyens précédemment conseillés et la cause unique de mes longues souffrances, qui cessèrent. »

Il n'est pas de mois où nous ne voyions des cas analogues se présenter, et il n'est pas d'années où

4.

nous ne soyons appelé plusieurs fois en province pour faire extraire des dents ayant amené de tels désordres que les individus ne peuvent ni manger ni parler — la dent de sagesse est souvent la cause des plus grands désordres.

Les parents ignorent généralement que les quatre premières grosses molaires permanentes apparaissent généralement vers l'âge de six à sept ans. Ils les prennent pour des dents de la première dentition, destinées à être remplacées par d'autres et ne leur font donner aucuns soins lorsqu'elles sont attaquées par la carie.

Or la perte de ces molaires, outre qu'elle peut entraîner la déviation des arcades dentaires, amène inévitablement la chute des dents de devant, qui ne peuvent supporter le travail auquel les condamne l'absence des molaires.

Parmi les accidents de la seconde dentition que nous observons le plus fréquemment, il en est encore un que nous ne pouvons passer sous silence. Nous voulons parler de ce que l'on pourrait nommer la superposition ou chevauchement des dents. Ce sont surtout les petites incisives ou la canine qui se présentent de cette façon, cette difformité donne à la physionomie une expression particulièrement inintelligente. L'extraction ne faisant que remplacer une difformité par une autre, nous nous refusons absolument à la pratiquer dans les cas analogues. Un redressement progressif suffit presque toujours pour remédier à cet accident. Les gravures que contient le chapitre de cet ouvrage consacré au redressement des dents et qui ont toutes été dessinées d'après nature, montrent à quel point il est possible — sinon facile — de redresser les dents les plus déviées.

CHAPITRE VI

HYGIÈNE DES DENTS — SOINS A LEUR DONNER POUR LEUR CONSERVATION

Soins journaliers de la bouche. — Leur importance. — Préjugés à cet égard. — Nécessité de soigner les dents pendant la grossesse. — Du choix des élixirs et poudres dentifrices. — Danger de certaines préparations. — Dentifrices Préterre.

Quelques soins de propreté journaliers et deux visites par an chez un bon dentiste suffisent à assurer la conservation presque indéfinie des dents. C'est une vérité trop peu connue et dont chacun devrait être pénétré.

On soigne les fleurs de sa serre, les arbres de son jardin, on ne laisserait pas une infiltration d'eau se produire à la toiture de sa maison sans y porter un remède immédiat. Alors qu'au moindre signe alarmant on fait venir un médecin, on assiste impassible à la perte successive de ses dents.

La carie à son début, alors qu'elle est facilement guérissable, peut être invisible pour le malade et très reconnaissable pour le dentiste qui fait un examen sérieux de la bouche de son client. Lorsqu'elle s'est développée, il n'est souvent plus temps de la traiter et la dent est irrévocablement perdue. Les personnes qui ont les plus belles dents sont précisément celles qui devraient se faire examiner le plus souvent la bouche, afin de conserver ce précieux ornement. Les plus belles dents sont souvent délicates et fragiles.

On peut certainement affirmer que, sur dix personnes ayant perdu des dents, neuf les ont perdues par leur faute (1). Quand on pense que du mauvais état des dents résultent toujours une altération des fonctions digestives et, par suite, un dépérissement plus ou moins considérable de la santé, une vieillesse anticipée, on ne comprend guère une pareille négligence. Chez les femmes surtout qui ne reculent devant aucun soin de toilette pour lutter contre la vieillesse, on ne saurait comprendre le peu de soin qu'elles apportent à la conservation de leurs

(1) Et le reste par la aute de dentistes ignorants, aurions-nous pu ajouter.

dents. Elles ne devraient pas ignorer cependant qu'au point de vue de la beauté il n'y a pas de diamants qui puissent valoir de belles dents.

Les anciens appréciaient bien mieux que nous l'utilité des dents, et mettaient tous leurs soins à les conserver. Les plus grands médecins de l'antiquité, Celse et Galien notamment, se sont occupés des dents et de leur hygiène. Paul d'Egine recommandait de se rincer la bouche après chaque repas. Avicenne nous a laissé des conseils sur l'usage des poudres dentifrices.

A notre époque nous voyons encore régner en France les préjugés les plus monstrueux à l'égard de l'hygiène des dents. Pour n'en citer qu'un, nous mentionnerons cette idée singulière qu'il ne faut pas faire soigner les dents pendant la grossesse. Jusqu'à un certain point on peut comprendre que l'idée de l'extraction puisse effrayer une personne déjà souffrante, bien qu'il vaille mieux cependant souffrir une seconde que constamment : mais qu'on hésite à se faire soigner les dents malades, c'est ce qui ne s'explique pas.

La carie doit au contraire être combattue d'autant plus vigoureusement, dans ce cas, que la science a prouvé que, pendant la grossesse, la proportion du phosphate de chaux que les dents contiennent diminue considérablement, ce qui rend ces organes beaucoup plus altérables. Aussi nous n'hésitons pas à conseiller largement l'emploi du phosphate de chaux assimilable pour combattre cet état.

Aussi lorsqu'une de nos clientes vient nous consulter pendant sa grossesse, n'hésitons-nous jamais à lui donner les soins que ses dents réclament, et même à pratiquer, lorsque cela est nécessaire, des extractions qui, grâce à l'emploi du protoxyde d'azote, n'occasionnent aucune douleur.

Tous les praticiens anglais et américains sont d'accord avec nous sur ce point. Quatre médecins anglais et américain bien connus à Paris, les docteurs Campbell, Simpson, Marion Sims et Pratt n'ont jamais hésité à nous envoyer leurs clientes à n'importe quel moment de leur grossesse.

Les soins à donner à la bouche constituent la partie la plus importante de l'hygiène dentaire. Ils permettent de préserver les dents de la plupart des maladies.

Ces soins peuvent se résumer dans les deux préceptes suivants : tenir les dents constamment propres, éviter l'abus de certaines eaux et de certains aliments.

En ce qui concerne les boissons et les aliments, nous renvoyons à ce que nous avons dit précédemment de leur influence ; nous ne nous occupe-

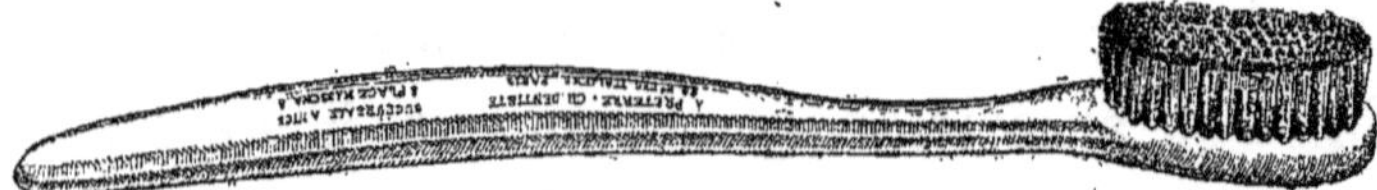

Fig. 5.

BROSSE A DENTS PRÉTERRE

Cette brosse diffère de la plupart des brosses à dents en ce que son petit volume, ainsi que sa forme particulière, permettent d'aborder toutes les parties des dents.

La force des soies varie selon le numéro (N° 3 **brosse dure**, n° 4 **molle**, n° 5 **très molle**.

rons ici que des soins de propreté à donner aux dents.

Pour conserver les dents parfaitement propres et saines, il suffit de les brosser le matin en se levant et de se rincer la bouche après chaque repas.

On se sert d'une brosse de crin, sur laquelle on applique quelques pincées d'une poudre dentifrice, et on en frotte les dents en tous sens, sans trop craindre de faire saigner les gencives, sur leurs faces antérieures et postérieures, et non seulement de droite à gauche et de gauche à droite, mais encore de bas en haut et de haut en bas. Après cette opération, on se rince la bouche avec de l'eau additionnée d'un élixir alcoolique bien préparé.

Il faut apporter beaucoup de soins dans le choix de brosses à dents. Trop dures, elles font saigner les gencives; trop molles elles ne nettoient pas les dents. Ne pouvant trouver dans le commerce celles que nous voulions, nous avons dû en faire fabriquer spécialement pour nos clients. Elles ont l'avantage d'avoir une dureté variable et surtout d'être d'un petit volume et d'une courbure convenable, ce qui permet de pouvoir atteindre toutes les parties des dents, ce qui est impossible avec des brosses trop grandes.

On comprend que, si l'on se bornait à se nettoyer les dents tous les matins, les débris d'aliments accumulés entre elles, après chaque repas, auraient le temps de se décomposer et de les altérer : ces débris doivent donc être enlevés aussitôt, et on y réussit en se rinçant la bouche.

Il est indispensable de se nettoyer les dents avec la brosse tous les matins, et de se *rincer* la bouche après *tous les repas* sans exception. C'est le seul moyen de conserver d'une part la pureté de l'haleine et d'empêcher le séjour dans les interstices des dents de débris alimentaires qui, en se décomposant, donnent naissance à des corps acides divers qui produisent la carie. L'usage du rince-bouche et du cure-dents est des plus hygiéniques, et nous le recommandons vivement comme complètement indispensable.

Le fâcheux effet du séjour de parcelles d'aliments dans la bouche doit donc être combattu par les moyens que nous venons d'indiquer. L'emploi régulier du cure-dents après le repas et de gargarismes avec de l'eau tiède, additionnée d'un alcool quelconque ou d'un élixir dentifrice convenablement préparé, constitue des soins qui peuvent paraître malpropres à beaucoup de personnes, mais il nous paraît bien plus malpropre encore de conserver dans la bouche des parcelles d'aliments qui se décomposent et finissent, outre la carie qu'ils déterminent, à donner à l'haleine une odeur fort désagréable. Il faut faire usage de cure-dents fins et très-souples, de façon à ne pas faire saigner les gencives. Les gargarismes à l'eau tiède additionnée, comme nous l'avons dit, de quelques gouttes d'alcool ou d'élixir dentifrice, entraînent les détritus d'aliments qui auraient échappé à l'action du cure-dents.

Du choix des élixirs et poudres dentifrices. — Ce serait une grave erreur de croire qu'il suffit de se servir d'eau pure pour obtenir une propreté parfaite des dents. L'eau, en effet, ne les nettoie pas suffisamment et n'a pas d'action sur le dépôt dont elles sont entourées ; elle n'a en outre aucune propriété désinfectante ; il est donc absolument nécessaire de l'additionner d'un élixir bien préparé. Nous disons bien préparé et nous insistons sur ce point, parce qu'il nous paraît être de la plus haute importance. Mieux vaut ne pas se laver du tout ou se servir simplement d'eau pure additionnée d'alcool, que d'avoir recours à la plupart des poudres et élixirs qui se débitent dans le commerce. Presque tous renferment des substances acides qui attaquent les dents et sont, nous en sommes certain, une des causes les plus fréquentes de la carie et du déchaussement. Ces préparations donnent, il est vrai, un éclat passager aux dents, mais ce n'est qu'en altérant leur émail, et on ne saurait croire le nombre de personnes qui ont perdu leurs dents par suite de l'usage habituel de certaines poudres ou élixirs. Ceux que nous préparons sont fabriqués sur une grande échelle avec des substances de la plus grande pureté et leur emploi journalier constitue un moyen certain d'assurer aux dents une longue conservation.

Il existe un nombre considérable de poudres et élixirs dentifrices. Nous avons eu la patience de les examiner tous avec le plus grand soin et de faire analyser ceux dont la composition nous était inconnue. Nous sommes donc parfaitement renseigné sur leur valeur; et, dès à présent, nous pouvons dire que, parmi toutes les compositions que nous avons soumises à l'examen, nous n'en avons rencontré qu'un bien petit nombre dont l'usage journalier soit, nous ne dirons pas avantageux, mais même inoffensif.

Un dentifrice qu'on emploie chaque jour doit satisfaire à bien des conditions. Pour être parfait, il faut: 1° qu'il enlève le dépôt de tartre qui se forme sur les dents sans avoir aucune action nuisible sur l'émail et les gencives; 2° qu'il sature les acides qui peuvent exister dans le mucus buccal et sont une cause fréquente de carie; 3° qu'il raffermisse les gencives quand elles sont ramollies et saignantes; 4° qu'il enlève à l'haleine toute odeur désagréable et la parfume.

Nous allons faire connaître les préparations dentifrices les plus répandues. Leur nombre est considérable, mais leur composition varie peu, et on peut toutes les rattacher à un petit nombre de types ; — ce sont ces types que nous avons choisis.

Dans les précédentes éditions, nous avons reproduit la composition des poudres et élixirs les plus connus. Cette énumération étant sans intérêt, nous ne la répéterons pas. Il nous suffira de rappeler que, parmi ces compositions, les unes, — et les neuf dixièmes des poudres dentifrices du commerce sont dans ce cas, — ont pour base le tartrate acide de potasse ; d'autres, le sucre et le charbon qui, pour des raisons diverses, sont également nuisibles. Nous avons également montré que les élixirs dentifrices du commerce étaient, pour la plupart, fort nuisibles, et que de l'alcool ordinaire leur était bien supérieur. Le seul but poursuivi dans leur fabrication est de produire un éclat passager par le mélange de substances acides.

Frappé du danger ou de l'inutilité des diverses préparations dentifrices répandues dans le commerce, notre père, le docteur Préterre, s'est livré, il y a déjà longtemps, à de nombreuses recherches pour arriver à composer un dentifrice réunissant toutes les propriétés nécessaires. Ses travaux ont été couronnés de succès, et l'élixir et la poudre qu'il a composés ont acquis, en Amérique, depuis plus de soixante ans, une réputation qui ne fait que s'accroître chaque jour. Nous les avons modifiés et importés en France, et ils y ont déjà acquis la même notoriété, s'il faut s'en rapporter aux quantités qui nous en sont demandées.

La poudre dentifrice Préterre est composée de produits chimiques parfaitement purs et à réaction alcaline ; elle enlève le tartre sans jamais attaquer l'émail et maintient les dents parfaitement blanches.

Par les substances aromatiques et légèrement astringentes qu'il renferme, cet élixir raffermit les gencives, prévient ou arrête l'ébranlement et le déchaussement des dents ; par les substances désinfectantes qui entrent dans sa composition, il arrête les progrès de la carie, corrige le plus souvent la fétidité de l'haleine, enlève l'odeur du cigare et laisse la bouche imprégnée d'un parfum agréable.

La plupart des élixirs ont un arrière-goût âcre, insupportable, qui provient de ce qu'ils sont préparés par infusion au lieu de l'être par distillation. Pour obtenir le nôtre, nous faisons d'abord macérer, dans de l'alcool vinique parfaitement pur, des plantes aromatiques ; nous distillons ensuite dans le vide et à basse température pour obtenir seulement certains principes, et nous ajoutons enfin les substances désinfectantes et astringentes. Ces opérations, que nous ne pouvons décrire ici en détail, sont longues et compliquées ; mais leur pratique ne présente aucune difficulté.

Il y a dejà plus de vingt-cinq années en France que nos clients se servent de notre poudre et de notre élixir, et chaque jour ils nous en adressent des remercîments. Ceux qui en font habituellement usage possèdent des dents parfaitement blanches et généralement exemptes de carie.

A l'élixir et à la poudre dentifrices imaginés par notre père, le docteur Préterre, nous avons ajouté diverses préparations dont le lecteur trouvera en note l'énumération. Nous apportons nos plus grands soins au perfectionnement constant de ces préparations (1).

(1) **De l'emploi des préparations dentifrices de A. Préterre.** — Nous croyons utile, pour la commodité de nos clients, de résumer en quelques pages les usages des diverses préparations dentifrices dont nous avons parlé à plusieurs reprises dans le cours de cet ouvrage.

Poudre et Elixir dentifrices roses Préterre pour l'hygiène des dents.— Les soins à donner à la bouche, avons-nous dit, constituent la partie la plus importante de l'hygiène des dents. Eux seuls permettent de préserver le plus souvent ces organes de toute maladie.

L'usage de la poudre et de l'élixir Préterre est indiqué pour les soins de propreté auxquels il convient d'avoir recours chaque matin. On applique un peu de poudre sur une brosse de crin et on se frotte les dents en tous sens et surtout de bas en haut et de haut en bas. On se rince

CHAPITRE VII

INFLUENCE DU RÉGIME ALIMENTAIRE SUR L'ÉTAT DES DENTS. — LES HABITANTS DE LA BOUCHE

Influence des divers aliments sur l'état des dents. — Influence du régime animal, du sucre, des acides, etc. — Influence de certaines eaux. — Parasites divers qui habitent la bouche humaine. — Leptothrix, vibrions, monades, etc.

Le régime alimentaire que l'on suit a une influence incontestable sur l'état des dents. Cette influence est telle qu'un dentiste expérimenté peut

ensuite la bouche avec de l'eau additionnée d'elixir : une cuillerée à café pour un demi-verre. Conserver ce gargarisme quelques instants dans la bouche.

Après chaque repas, il est nécessaire de se rincer la bouche pour enlever les débris d'aliments accumulés entre les dents. De l'eau pure n'ayant pas d'action sur eux ne suffit pas pour cet usage, il faut l'additionner d'élixir pour raffermir les gencives.

Notre élixir convient également pour parfumer la bouche et enlever à l'haleine toute odeur, notamment celle produite par la fumée de tabac. Lorsque malgré son emploi l'odeur persiste, il faut faire usage de la préparation spéciale indiquée plus loin.

reconnaître au simple aspect des dents le régime alimentaire de celui qui en est porteur.

Dans un grand nombre de cas, le mal de dents, notamment celui qui résulte d'une inflammation des gencives, d'une névralgie dentaire et d'une carie, est calmé par l'usage de notre élixir. Lorsque la douleur est produite par une dent cariée présentant une cavité, on introduit dans son intérieur une boulette de coton imbibée d'élixir. Ce moyen est presque infaillible pour calmer la douleur. S'il ne réussissait pas, il faudrait avoir recours à notre baume.

L'élixir est également fort utile après l'extraction pour cicatriser les gencives ; dans ce cas, on l'emploie en gargarismes à la dose d'une cuillerée par demi-verre d'eau.

Mixture tonifiante Préterre contre le déchaussement et l'ébranlement des dents. — Cette préparation spéciale s'emploie de la manière suivante : lorsque les gencives sont saignantes et enflammées, on les tamponne doucement avec une petite éponge imbibée de mixture pure et, quelques moments après, on se gargarise à plusieurs reprises avec la mixture étendue d'un égal volume d'eau. Ce traitement, renouvelé plusieurs fois par jour, est toujours couronné de succès lorsque la maladie ne tient pas, comme dans le scorbut, à un état pathologique général.

Employée immédiatement après l'extraction des dents, notre mixture raffermit les gencives (*).

Elixir et poudre gaulthérine pour l'entretien des pièces artificielles. — Lorsqu'on est forcé d'avoir recours aux dents ou pièces artificielles, il est indispensable de les soumettre à des soins minutieux si l'on veut les garder intactes. Le moyen de les conserver et de les tenir dans un état de propreté convenable consiste à les ôter la nuit et à les placer dans un

(*) La mixture s'emploie également après l'extraction des dents pour prévenir les fluxions et les tuméfactions qui se produisent quelquefois. Son usage, à la suite des extractions, empêche les hémorrhagies, amène la cicatrisation rapide des gencives, et permet la pose plus prompte de pièces artificielles.

5.

Le régime animal et substantiel des habitants :s villes favorise la production du tartre, tandis

rre d'eau additionnée d'une cuillerée à café d'élixir gaulrine, après les avoir frottées avec une brosse à dents uite de poudre gaulthérine.

es pièces baignées la nuit dans l'eau additionnée d'une llerée à café de gaulthérine sont fraîches et agréables à bouche le matin, et se conservent fort longtemps sans essiter de réparations.

aume Préterre contre les maux de dents. — Cette prépaion calme le mal de dents, principalement celui résultant la carie dentaire, dont elle limite les progrès ; elle anessie la pulpe ou nerf dentaire, empêche les abcès consécifs à la carie, et prépare ainsi la dent à recevoir une aurition ou un plombage sans douleur. Dans le cas de leur sans carie, notamment dans les dénudations interselles et autres, aucune substance ne saurait être préférée r calmer les souffrances. L'usage du baume convient lement pour cautériser les aphtes. On peut aussi en faire ge pour calmer la douleur qui suit l'extraction des ts.

our se servir de cette préparation, on doit procéder de açon suivante :

mbiber de baume une petite boule de coton et l'introduire s la cavité formée par la carie, préalablement essuyée ; se gariser ensuite avec un quart de verre d'eau tiède contet quelques gouttes du baume pour calmer le mal de ts.

enouveler cette opération toutes les quatre à cinq heures u'à cessation complète de la douleur. Contre l'ébranlet de certaines dents ou les dénudations intersticielles, udations très douloureuses et qui simulent parfois une e pour l'observateur peu attentif, aucune substance ne lui préférable. Quand on fait usage du baume pour calmer ouleur qui suit l'extraction des dents, il suffit d'introe une boulette de coton imbibée de baume dans la té laissée par la dent extraite.

que le régime végétal et moins riche des paysans la réduit à presque rien.

Le sucre, bien que le fait ait été contesté, exerce sur la production de la carie une influence attestée par le mauvais état de la bouche des confiseurs, des ouvriers employés dans les fabriques de sucre et des personnes qui font un abus trop grand des friandises.

Il faut se méfier également des acides, qui sont les agents les plus actifs de décomposition de l'émail. On peut rayer facilement avec l'ongle une dent qui a séjourné pendant quelques jours dans du vinaigre. La carie est très fréquente dans les régions telles que la Normandie et la Picardie, où les boissons acides comme le cidre sont en usage. Les boissons trop chaudes ou trop froides, les sorbets

Pour cautériser les aphtes il faut les toucher plusieurs fois par jour avec un pinceau imbibé de baume ou une boulettes de coton fixée au bout d'un cure-dents.

Elixir aromatique doré pour parfumer l'haleine. — Cet élixir, par les substances désinfectantes qu'il contient, a la propriété de détruire la fétidité de l'haleine, affection malheureusement trop commune, et de communiquer à la bouche un parfum frais et agréable. Il enlève immédiatement l'odeur du tabac. On en fait usage à la dose d'une cuillerée à café dans un verre d'eau.

Electuaire Préterre pour faciliter la venue des dents de la première dentition. — Nous avons déjà indiqué au chapitre de la dentition les moyens de faire usage de cet électuaire. Chacune de ces préparations contient du reste une instruction étendue.

et les glaces sont également contraires à la conservation des dents. C'est aux boissons glacées si répandues aux Etats-Unis qu'on attribue surtout la fréquence de la carie en Amérique.

Les eaux calcaires paraissent aussi exercer une action funeste sur les dents. Les habitants des régions où se boivent de telles eaux, comme la Picardie ou la Champagne, perdent leurs dents de bonne heure. Le terme de *dents crayeuses* semble assez justifié.

Les contrées humides et marécageuses exercent également une influence fâcheuse sur les dents. Il serait difficile de dire, dans ce cas, si c'est à l'atmosphère respirée par les habitants ou aux eaux qu'ils boivent qu'il faut attribuer les altérations observées.

La salive a une réaction alcaline. Mais sous l'influence de causes très variées, elle peut acquérir une réaction acide et, dans ce cas, elle est susceptible d'agir plus ou moins énergiquement sur les dents. De nombreuses expériences, notamment celles de Wescot, ont prouvé que parmi les substances susceptibles de se trouver en contact avec les dents, un grand nombre étaient susceptibles de les attaquer.

Voici le résumé de ses recherches :

Les alcalis sont sans action sur l'émail.

L'acide tartrique n'agit qu'à doses concentrées.

L'acide lactique est sans action sur l'émail, mais attaque le cément à la façon des acides.

L'acide citrique a une action destructive très énergique, supérieure à celle de toutes les substances qui peuvent se rencontrer dans la bouche. Cet acide forme, comme on le sait, un des principes de beaucoup de fruits (oranges, citrons, etc.).

L'acide malique, qui existe en grande quantité, comme on le sait, dans les pommes, possède aussi une action destructive très marquée.

Le vinaigre agit également d'une façon énergique.

Le raisin possède une action destructive puissante. Il détruit en moins de vingt-quatre heures l'émail des dents qui y sont plongées.

L'albumine, qui forme le principe essentiel d'un grand nombre d'aliments, n'agit pas sur les dents. Mais lorsqu'elle est décomposée, ce qui arrive quand des particules alimentaires ont séjourné quelque temps entre les dents, elle donne naissance à des produits qui altèrent facilement l'émail.

Le sel marin est sans action.

Le tannin, très commun, comme on le sait, dans beaucoup d'aliments, le vin notamment, n'attaque l'ivoire et le cément qu'en solution concentrée.

L'acidité du mucus buccal, quelle qu'en soit la cause, a pour résultat le développement de nombreux champignons qui ne sauraient exister dans un milieu alcalin.

Les conséquences pratiques de ce qui précède sont évidentes. Ces expériences nous montrent l'utilité du nettoyage fréquent des dents avec un dentifrice à réaction alcaline, et l'importance du cure-dents et du rince-bouche après les repas pour débarrasser entièrement la bouche des particules alimentaires et des acides devenus susceptibles d'attaquer les dents.

Le régime alimentaire a donc, comme on le voit, une importance considérable sur l'état des dents. Mais le défaut de soins de propreté a une influence beaucoup plus grande encore. Les dents qui ne sont pas nettoyées sont des dents fatalement vouées à la carie et à tous les accidents que la carie entraîne.

Mais ce n'est pas la carie seule que le défaut de propreté des dents détermine. Les bouches mal nettoyées sont promptement envahies par d'innombrables parasites dont le moindre inconvénient est de donner à l'haleine une odeur des plus désagréables.

Une immense forêt remplie de marécages au sein desquels vivent des végétaux et des animaux en quantités innombrables, tel est le spectacle qu'offre à l'œil de l'observateur armé du microscope l'intérieur d'une bouche humaine dont la propreté n'est pas parfaite.

Dans l'intervalle protecteur que laissent les dents entre elles croissent, plus nombreuses que les épis des moissons, les touffes du *leptothrix buccalis.*

Dans les liquides buccaux, courent rapides de nombreux vibrions : les *denticolæ*, tellement petits que les meilleurs microscopes les aperçoivent à peine ; la *spirilla*, en forme de tire-bouchon, aux mouvements agiles ; les *monades*, qui ne sont qu'un point ; les *volvox*, en forme de boules, qui roulent toujours.

Ces hôtes nombreux ont leurs mœurs, leur genre de vie spécial ; ils ne naissent pas au hasard, mais seulement dans des circonstances bien déterminées. Comme ils sont généralement peu connus, nous croyons intéresser nos lecteurs en leur donnant une description rapide de ces êtres étranges. Nous ferons observer qu'il faut avoir recours à de très-forts grossissements pour pouvoir les observer, et que leur examen exige une certaine habitude du microscope

Voici la liste des hôtes les plus habituels de la bouche humaine :

Leptothrix buccalis.— Le leptothrix est une espèce particulière d'algue qu'on rencontre en forme de filaments réunis en houppe dans l'interstice des dents qui n'ont pas été nettoyées depuis vingt-quatre heures. « Leur accroissement est tout à fait

LES HABITANTS DE LA BOUCHE

EXPLICATION DES FIGURES

DE LA PLANCHE CI-JOINTE

1. **Leptothrix buccalis**, champignon qu'on rencontre fréquemment dans les dents cariées.
2. **Oïdium albicans**, champignon du muguet.
3. **Leptomitus**, champignon.
4. **Vibrio spirilum**, champignon en forme de tire-bouchon.
5. **Volvox.**
6. **Vibrions**, animaux qu'on rencontre dans la bouche des personnes qui ne se nettoient pas les dents.

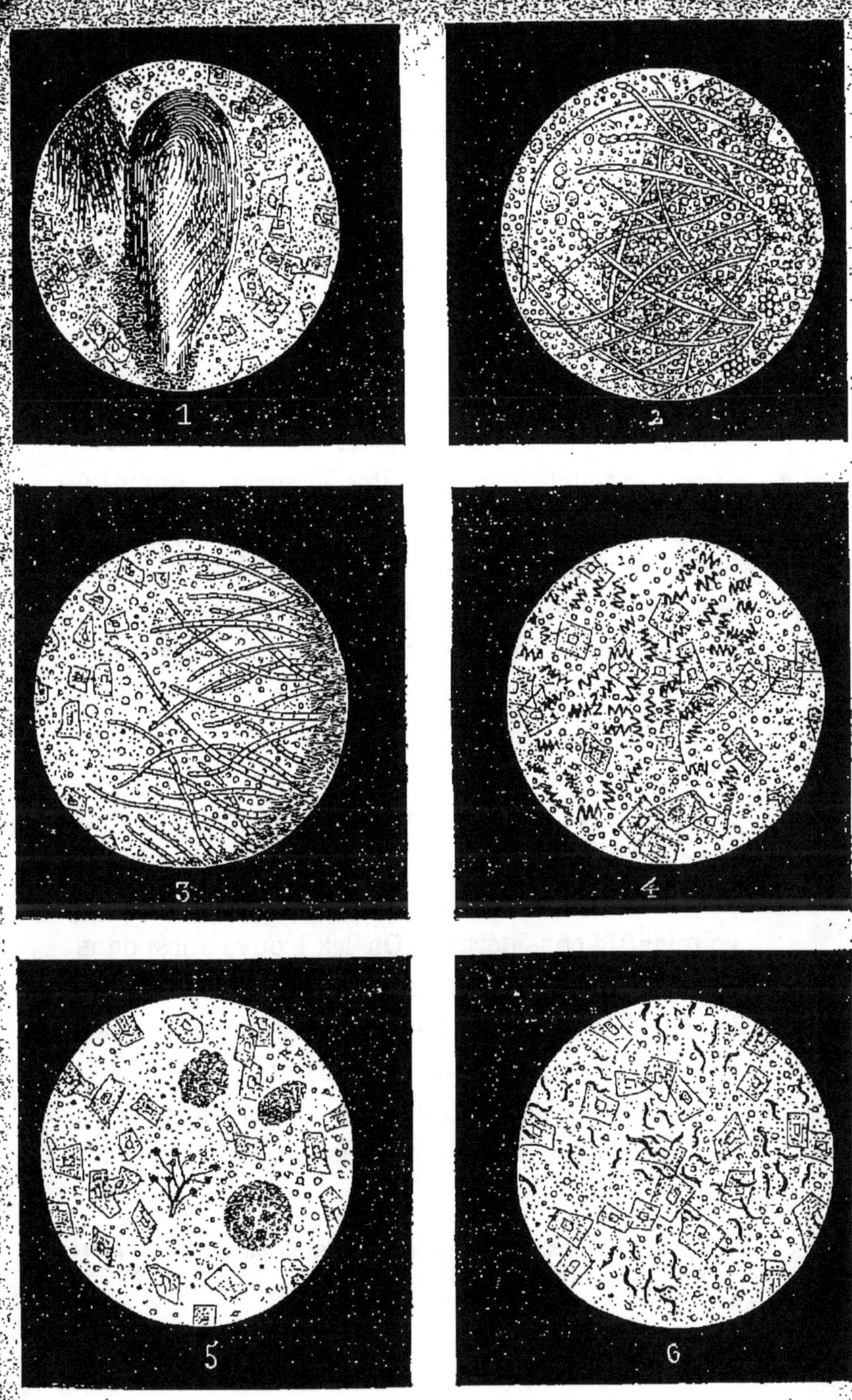

Fig. 6 à 11. — Les habitants de la bouche

extraordinaire, dit un de nos confrères allemands dans un travail fort intéressant (1) récemment publié sur cette question; une nuit est suffisante pour couvrir la langue et les gencives d'une couche de ces parasites. »

On a attribué un rôle considérable aux leptothrix dans la production de la carie. On rencontre toujours, en effet, ces parasites en grande quantité dans la cavité des dents cariées; mais comme on les rencontre aussi sur les dents parfaitement saines, ainsi que nous le disions plus haut, il est difficile d'admettre que leur présence puisse avoir une influence bien caractérisée sur la production de la carie, mais il est possible qu'une fois la carie établie, leur présence hâte sa marche.

Vibrions. — Ces petits parasites animaux se rencontrent dans tous les liquides en voie de décomposition. Dans la cavité des dents cariées, ils sont en quantité considérable. On les trouve aussi dans la salive des personnes qui ne se nettoient pas la bouche fréquemment. Dans les caries avancées, les canalicules de la dentine sont habités par des vibrions fort petits, auxquels on a donné le nom de *denticolæ*. Entre les dents naturelles et sur les

(1) *Die Bewohner des Mundes und der Zæhne, von Zahnarzt* Schrott.

dents artificielles, on rencontre fréquemment une variété de vibrions qu'on a nommés *spirilla*. Ils sont semblables à un tire-bouchon et exécutent des mouvements fort vifs. Rien de plus curieux à examiner au microscope que ces singuliers êtres.

Oidium albicans. — Ce champignon ne se rencontre guère que chez les individus atteints de la maladie désignée sous le nom de muguet. Sur les aphtes, on trouve souvent un champignon ressemblant à l'*oïdium albicans* auquel on a donné le nom de *leptomitus*.

Volvox. — Les volvox sont des infusoires en forme de boules qui roulent constamment sur eux-mêmes. On les rencontre principalement sur la langue lorsqu'elle est recouverte de saburres blanchâtres.

Monades. — Les monades sont des granulations sans organisation apparente. On les trouve quelquefois sur les dents cariées, mais beaucoup plus fréquemment sur les dents artificielles.

Animalcules du tartre. — Beaucoup d'auteurs considèrent le tartre comme formé des carapaces de diverses espèces d'infusoires ; d'autres, il est vrai, le considèrent comme un simple dépôt de phosphate de chaux. D'après M. Schrott, le tartre serait ainsi composé :

Débris d'infusoires	60
Parasites végétaux.	10
Mucus provenant des liquides de la bouche.	15
Cellules épithéliales, résidus d'aliments. .	10
Sels solubles dans l'eau.	5

Ajoutons pour terminer, — et la remarque est importante, — qu'on ne rencontre jamais de parasites végétaux ou animaux dans l'intérieur des bouches saines ou fréquemment nettoyées.

CHAPITRE VIII

DE L'EXAMEN DE LA BOUCHE ET DU NETTOYAGE DES DENTS

Nécessité d'un examen attentif de la bouche par le dentiste. — Importance d'un nettoyage préalable. — Préjugés relatifs à l'altération de l'émail par le nettoyage.

Le premier devoir d'un dentiste, lorsqu'un client vient le consulter, c'est de procéder à l'examen minutieux de ses dents, afin de voir s'il n'existe pas sur une ou plusieurs d'entre elles des points de carie qu'il importe de traiter immédiatement. En effet, nous l'avons déjà dit, la carie, à son début, alors qu'elle est facile à guérir, n'est visible que pour un praticien habile. Aussi, quoi que le client puisse nous dire, nous commençons toujours par procéder à un examen minutieux de sa bouche.

Cet examen indispensable est beaucoup plus compliqué qu'on ne le suppose généralement. En effet, les dents d'un adulte présentent 160 faces qu'il faut scruter successivement une à une. Il est impossible le plus souvent de le faire sans d'abord pratiquer un nettoyage complet destiné à enlever le tartre qui les recouvre en partie, remplit les interstices dentaires et peut masquer les orifices des caries à leur début.

Ce nettoyage des dents avec des instruments spéciaux n'a pas pour but uniquement, du reste, de faciliter l'examen du dentiste, il a pour résultat de débarrasser les dents du dépôt de tartre qui se fait généralement à leur base et qui est la cause d'une des affections les plus fréquentes et les plus difficiles à combattre, l'ébranlement et le déchaussement des dents. Se faire nettoyer les dents au moins une fois chaque année, par son dentiste, doit être considéré comme une règle fondamentale d'hygiène pour quiconque désire préserver ses dents de la carie, du déchaussement et des diverses maladies qui peuvent les atteindre. Il n'existe pas, du reste, de règle générale sur ce point. Telle personne qui pourra rester deux ans sans se faire nettoyer les dents aura besoin plus tard, sous l'influence de maladies, d'une alimentation nouvelle ou d'un climat nouveau, de se les faire nettoyer tous les trois ou six mois.

Beaucoup de personnes s'imaginent, il est vrai,

que faire nettoyer ses dents, c'est s'exposer à en altérer l'émail. Nous ignorons ce qui a pu donner créance à un préjugé aussi absurde et aussi ancien. La lime, le diamant et les acides ont seuls le pouvoir de détruire l'émail. Les instruments dont se servent les dentistes pour nettoyer les dents, loin d'user l'émail, sont usés par lui. L'émail n'a donc rien à craindre du nettoyage, et nous engageons fortement, nous le répétons, les personnes qui tiennent à leurs dents à les faire nettoyer fréquemment.

Il est non seulement important de se faire nettoyer les dents pour les conserver, mais encore pour conserver également les gencives. Le tartre accumulé sous elles commence d'abord par les amincir en diminuant la circulation par suite de la compression exercée sur elles, le trouble de la circulation amène ensuite leur atrophie.

CHAPITRE IX

DU MAL DE DENTS OU ODONTALGIE, SES CAUSES ET LEUR TRAITEMENT

L'odontalgie n'est pas une maladie, mais les symptômes d'affections très diverses — Absurdité de remèdes proposés contre le mal de dents en général. — Odontalgie par dénudation dentaire. — Odontalgie nerveuse ou névralgie dentaire. — Odontalgie par scorbut des racines. — Odontalgie par altération des tissus dentaires. — Odontalgie résultant d'une affection de l'utérus.

L'*odontalgie* ou *mal de dents* n'est pas une maladie, mais un symptôme appartenant à un grand nombre d'affections fort diverses.

Le mal de dents étant produit par des causes variées, il est évidemment impossible d'agir sur elles par un moyen unique. Les remèdes proposés contre tous les maux de dents sans distinction d'origine sont donc en principe absurdes. Le traitement doit varier suivant la cause qui produit le mal ; c'est la cause et non l'effet qu'il importe de détruire.

Nous allons indiquer rapidement quelques-unes des causes les plus fréquentes du mal de dents.

ODONTALGIE DES ENFANTS

L'odontalgie des enfants peut être produite par la carie, mais elle résulte souvent de la difficulté que les dents éprouvent à sortir. Nous nous en sommes occupé en traitant de la dentition, et nous n'avons pas à y revenir.

ODONTALGIE RÉSULTANT DE LA CARIE

Lorsque la pulpe dentaire est mise à nu par une cause quelconque, elle est extrêmement sensible. Le contact de l'air suffit à l'irriter, et la pression exercée sur elle par des parcelles d'aliments provoque d'atroces douleurs.

Pour remédier au mal de dents résultant de la carie, il faut calmer la sensibilité de la pulpe dentaire en la touchant avec certaines substances telles que le chloroforme, le laudanum, le chlorure de zinc, l'acide phénique, le chlorure d'aluminium, l'éther, certaines huiles essentielles, l'essence de girofle ou de canelle, une solution de gutta-percha dans l'alcool, ou encore en remplissant la cavité de la dent avec une boulette de coton imprégnée du baume que nous préparons spécialement pour cet usage. Mais, nous le verrons plus loin, le seul remède radical à opposer à la carie est l'aurification. La douleur produite par la carie s'étend souvent aux autres dents; c'est là une sorte d'odontalgie *par sympathie*.

L'inflammation de la pulpe ou du périoste dentaire ont souvent pour résultat la formation de sacs purulents à l'extrémité des dents. Il en résulte une douleur très vive qui s'exaspère surtout quand on vient à appuyer sur la dent. Son traitement est assez difficile. Si les dérivatifs et les calmants ne suffisent pas, il faut pratiquer une petite ouverture pour vider l'abcès. L'extraction de la dent suivie de sa replantation réussit quelquefois.

Les exemples suivants, que nous empruntons à l'excellent ouvrage de Harris, prouvent combien peuvent être dangereuses les conséquences d'un abcès dentaire. Ils prouvent en même temps combien on a tort de ne pas soigner la carie dès son début.

« La formation d'un abcès alvéolaire d'une dent de sagesse inférieure s'accompagne quelquefois de suites très graves et même inquiétantes. Le cas suivant est un des nombreux faits que l'auteur a observés.

« Il fut appelé en toute hâte par un médecin qui

avait été atteint deux semaines auparavant d'une douleur intense dans la dent de sagesse gauche de la mâchoire inférieure. Au bout de trois ou quatre jours on avait fait plusieurs tentatives infructueuses pour enlever la dent.

« L'inflammation s'étendit rapidement à l'arrière-gorge, aux amygdales, ainsi qu'aux muscles de la face et de la mâchoire. La déglutition était impossible. Il survint une fièvre continue, contre laquelle des émisssions sanguines répétées, des purgatifs et des fomentations sur la face n'eurent que peu d'effet. La respiration était difficile et les muscles des mâchoires étaient si durs et si contractés, qu'il était impossible d'ouvrir la bouche.

« Tel était l'état du malade lorsque l'auteur le vit. Il fit administrer, outre le traitement qu'on avait suivi auparavant, une injection de 10 centigrammes de tartre stibié. Jusque vers sept heures du soir, le malade fut en proie à des excès alternatifs de chaud et de froid. L'auteur essaya d'ouvrir la bouche de force avec un coin en bois. Il réussit en partie, mais non suffisamment pour pouvoir introduire le plus petit davier. Pendant que ses mâchoires étaient ainsi entr'ouvertes, le malade essaya d'avaler un peu de thé chaud. Dans l'effort qu'il fit, un abcès s'ouvrit spontanément ; il s'écoula de sa bouche près d'une cuillerée de pus, et il supposa qu'une quantité double s'était introduite dans l'estomac. Çela le soulagea immédiatement ; mais ce ne fut que vers trois heures de l'après-midi, le jour suivant, qu'on put écarter assez la mâchoire pour permettre l'extraction de la dent qui avait causé tous ces troubles. Les racines étaient réunies, et il s'y trouvait un sac, du volume d'un gros pois, rempli de pus. Le malade guérit rapidement et, en peu de jours, fut tout à fait rétabli.

« Le fait suivant est le cas le plus singulier d'abcès alvéolaire que l'auteur ait jamais observé.

« Le sujet était une femme d'environ trente ans. Elle était tourmentée depuis un an par un écoulement de pus provenant de la partie postérieure du voile du palais. Alarmée par sa persistance, elle appela sur ce fait l'attention du médecin de sa famille, le professeur Bond, qui l'examina avec soin et essaya de trouver le point d'où provenait le pus. Il découvrit qu'il venait de l'alvéole d'une dent gâtée. En passant le doigt autour des gencives du bord alvéolaire supérieur, il trouva une saillie sur la racine de chaque incisive centrale, saillie dont le volume était presque celui d'une noisette. Cela tendait à le confirmer dans l'opinion qu'il s'était faite que c'était là qu'était la source du pus, et il me pria d'examiner la malade, ce qui eut lieu le jour suivant. Il fut décidé qu'on enlèverait immédiatement les dents en question, ainsi que celles qui se trouvaient dans l'état de nécrose le plus avancé. La dame consentit à l'opération. L'écoulement du pus en arrière du voile du palais cessa, et la malade fut délivrée d'un mal qui avait été la source de grandes inquiétudes. Dans ce cas, le pus de l'abcès, au lieu de passer à travers les apophyses nasales du maxillaire supérieur, s'était porté en arrière au-dessus de la voûte palatine, pour suivre le chemin indiqué. »

La dent de sagesse est peut-être de toutes les dents celle qui cause le plus d'accidents analogues et de difficultés à l'opérateur. Peu de praticiens pour les cas difficiles veulent se charger de l'extraction. — Au moyen d'un instrument de notre invention nous faisons l'extraction des dents de sagesse presque sans ouvrir la bouche et avec la plus grande facilité.

ODONTALGIE RÉSULTANT D'UNE INFLAMMATION DES GENCIVES

La douleur, en ce cas, au lieu d'être circonscrite à une dent, s'étend généralement à plusieurs et cède aux moyens employés contre l'inflammation des gencives, c'est-à-dire à l'enlèvement du tartre existant sur les dents, à l'usage habituel des émollients et à des gargarismes avec un bon élixir.

ODONTALGIE RÉSULTANT D'UNE INFLAMMATION DU PÉRIOSTE DE L'ALVEOLE ET DE CELUI DE LA DENT

Les inflammations du périoste alvéolo-dentaire sont généralement occasionnées par la carie, mais peuvent l'être aussi par des causes très diverses telles qu'un choc, un refroidissement, etc. Elles se terminent ordinairement par la formation d'un abcès. La dent semble allongée, la douleur, continue et très vive, s'exaspère à la suite du moindre choc, et souvent elle est accompagnée de fièvre. Les antiphlogistiques, sangsues, scarifications, les cataplasmes, etc., et quelquefois la trépanation dentaire sont les moyens habituellement employés contre cette inflammation du périoste qui est une des causes les plus habituelles des fluxions.

ODONTALGIE PAR DÉNUDATION DENTAIRE

Cette variété se produit lorsque le cément de la dent se trouve mis à nu par suite du retrait de la gencive, ou bien encore lorsque les dents sont plus ou moins chassées de leur avéole. Pour y remédier on trempera une petite boulette de coton dans notre baume, on l'introduira entre les dents malades et on renouvellera l'opération trois ou quatre fois par jour. L'application du nitrate d'argent en solution nous a donné également d'excellents résultats. Dans le cas où il n'y aurait pas d'amélioration, il faudrait s'adresser au dentiste.

ODONTALGIE NERVEUSE OU NÉVRALGIE DENTAIRE

Cette forme d'odontalgie, la plus douloureuse de toutes et la plus difficile à guérir, paraît très souvent indépendante de toute lésion organique. Elle se manifeste par une douleur vive, et des élancements qui reviennent souvent à des époques périodiques. Le sulfate de quinine pris à la dose de 5 à 15 centigrammes est un excellent remède. Il en est de même de l'aconitine à la dose de 1 milligramme, mais l'emploi de ce dernier agent doit être soigneusement surveillé.

Les narcotiques sont les meilleurs remèdes à employer contre elle. Nous avons souvent réussi à la calmer en ordonnant au malade un gargarisme d'eau très chaude, mélangée à parties égales avec notre élixir. Des scarifications de la gencive et un badigeonnement avec la teinture d'iode coupée de moitié d'eau sont quelquefois favorables.

ODONTALGIE PAR EXOSTOSE DES RACINES

On ne rencontre cette forme de mal de dents que chez les individus d'un certain âge ou chez de jeunes sujets sur lesquels la pulpe dentaire a disparu. Une sorte d'excroissance osseuse se forme à la surface et à l'extrémité de la racine, qui devient opaque et prend la forme d'une boule. L'existence de l'exostose se reconnaît à la douleur provoquée par la percussion sur une dent ne présentant extérieurement aucune lésion. Il n'y a que deux remèdes à cette affection : l'extraction rendue souvent fort difficile par la dimension de la racine dont l'extrémité est parfois plus grosse que la base, ou l'excision d'une partie de la racine.

ODONTALGIE PAR ALTÉRATION DE LA PULPE DU TISSU DENTAIRE

Cette forme de mal de dents se rencontre à différents âges, particulièrement dans la vieillesse. La denture devient très friable, vitreuse ; elle participe en cela de la friabilité des os chez les vieillards en général. Les extractions de dents sont parfois alors très difficiles, parce que les dents cassent comme du verre. On rencontre aussi quelquefois cette forme de maladie chez des individus jeunes ; elle est alors très grave. Les personnes ainsi atteintes se font souvent enlever une à une toutes leurs dents sans n'éprouver de soulagement qu'après la dernière dent extraite. Heureusement que ces cas sont assez rares chez les jeunes gens ; cependant il nous a été donné d'en voir et traiter plusieurs dont un tout dernièrement qui nous fut envoyé par un médecin distingué de Bordeaux. Les dents, chez ce sujet de 24 ans, étaient transparentes dans leur plus grande longueur et ressemblaient plus à de la corne claire qu'à de la dentine. Ce sujet, avocat de profession, avait fait le tour de l'Europe pour éprouver du soulagement qu'il ne put obtenir que grâce à un dentier que nous lui posâmes. Des les débuts de notre carrière en France nous eûmes à traiter un cas analogue chez un américain de 30 ans. La science n'a malheureusement que d'assez faibles ressources à offrir dans les cas analogues.

ODONTALGIE RÉSULTANT D'UNE MALADIE DE L'UTÉRUS

L'influence des maladies de l'utérus sur les dents a été peu étudiée. Nous pensons que nos lecteurs liront avec intérêt un passage d'un livre de M. le docteur Cramoisy, où cette question se trouve traitée très savamment.

« Nous ne pouvons pas croire que les peuples de tous les temps et de tous les pays aient accordé de si grands éloges à la beauté de la denture chez la femme, sans avoir attaché à la blancheur des dents et à la fermeté de la gencive une idée de santé générale. Les hommes de ces époques primitives avaient pour les guider un symbolisme naturel qui valait bien de savantes hypothèses.

« Chez les hordes slaves, des dents cariées, une

mauvaise haleine et la stérilité étaient autant de motifs de divorce.

« Les femmes de nos sociétés civilisées, qui n'ont pas à craindre de pareilles extrémités, recourent à toutes les ruses pour dissimuler un accident arrivé à leur denture ; mais, à leur avis, c'est moins dans une intention de coquetterie que par une certaine conscience de la gravité de ce présage. Quand on entend dire à un grand nombre de mères de famille que chacun de leurs enfants leur a coûté une dent, peut-on s'empêcher d'établir une corrélation entre l'organe de la gestation et la cavité buccale, et de considérer la perte de ces dents comme un signe de lésion utérine, dont la femme a été atteinte antérieurement à ses couches ?

« Nous voulons bien admettre que la dentition soit une question de race ; que les Celtes, issus de la race indo-germanique, aient naturellement de belles dents ; que les Cimbres, peuple teutonique, de haute stature, en aient presque toujours de mauvaises ; il n'en est pas moins vrai que les affections utérines, toutes choses égales d'ailleurs, prédisposent l'une et l'autre race, d'une façon toute particulière, aux caries et aux affections buccales de toute nature.

« Un médecin ne saurait donc attacher une trop grande importance à l'inspection de la bouche de sa malade. Que de caries, que de névralgies dentaires, que d'abcès, que de fluxions périodiques aux gencives et aux joues, qui n'ont pas d'autre cause que la purulence à laquelle prédisposent les affections utérines ! Les aphtes, les ulcérations de la muqueuse buccale, qui s'attaquent souvent à la langue, toutes ces lésions d'une couleur grisâtre et d'un caractère fongueux sont les signes extérieurs d'autres lésions plus graves et plus internes.

« Cependant, et c'est là le côté difficile de ce genre de diagnostic, il faut que l'œil du médecin établisse une distinction parfaite entre ces accidents et ceux qui peuvent provenir d'une affection spécifique ou d'un mauvais entretien de la bouche. Car, en effet, on lit dans le journal *l'Art dentaire*, du mois de novembre 1857, rédigé par nous, que « la carie des dents est souvent le résultat de la « décomposition chimique des sels calcaires en « présence des acides sécrétés par la muqueuse « buccale, et aussi de l'accumulation des corps « étrangers provenant des aliments. »

« Il n'est pas non plus jusqu'à certaines haleines d'une odeur particulière et insupportable qui ne soient un indice de l'existence des affections utérines, surtout lorsque la femme a un extérieur sain, et que les causes de l'infirmité que nous signalons paraissent inexplicables.

« C'est par la tendance à la suppuration qui accompagne ou qui suit l'accouchement, que nous expliquons la sortie d'une dent de son alvéole : le pus et sa puissance de désorganisation en sont la cause. Ce fait cesse d'être une anomalie et devient un renseignement ; il indique dans l'organe de la génération l'existence d'une lésion plus ou moins grave. »

CHAPITRE X

DES MALADIES DES DENTS LES PLUS FRÉQUENTES ET DE LEUR TRAITEMENT

Lésions de la pulpe dentaire — Inflammation du périoste alvéolo-dentaire. — Exostoses. — Lésions de l'ivoire. — Lésions de l'émail.—Destruction des alvéoles.— Énumération des principales opérations qui peuvent se pratiquer sur les dents. — Tendances actuelles de la chirurgie dentaire de conserver les dents au lieu de les extraire.

Les maladies des dents et les affections qui peuvent en être la suite sont trop nombreuses pour que nous puissions les passer successivement en revue. Nous nous bornerons à étudier les principales, et spécialement la carie et le déchaussement.

Les maladies des dents sont occasionnées par la lésion de l'ivoire ou de l'émail, de la pulpe dentaire, du périoste dentaire, et par la destruction des alvéoles.

LÉSIONS DE LA PULPE DENTAIRE

La pulpe dentaire est extrêmement sensible et sujette à un grand nombre de maladies. Son inflammation, bien qu'elle puisse exister en dehors de toute lésion organique, est le plus souvent le résultat d'une cause bien déterminée, tel qu'un coup violent sur les dents, la carie, une obturation maladroite ou tardive, et le plombage des dents au moyen de mauvaises préparations.

Le premier phénomène morbide symptomatique d'une affection de cette nature est un redoublement d'irritabilité de la pulpe dentaire, accusé par les violentes douleurs causées au malade par les moindres impressions de chaud ou de froid qu'elle perçoit. Si cette irritabilité devient trop vive, il peut en résulter une inflammation et une suppuration de la pulpe dentaire, et par suite la destruction plus ou moins complète de la couronne et de la racine.

Pour remédier à la sensibilité exagérée de la pulpe dentaire, on a essayé, ainsi que nous l'avons dit, de détruire sa vitalité au moyen de caustiques énergiques; mais ce moyen n'est pas suffisant et peut amener des accidents provenant de l'irritation produite par la matière désorganisée qui continue à séjourner dans la cavité de la dent. Si, au contraire, après avoir détruit la vitalité de la pulpe (et l'acide phénique ou le chlorure de zinc sont les meilleures substances à employer dans ce cas), on a soin de l'enlever de la façon la plus minutieuse, avec un instrument convenable et de remplir d'or la cavité et les canaux dentaires, la dent peut ensuite se conserver indéfiniment.

L'inflammation de la pulpe dentaire s'observe quelquefois sur les dents en apparence saines, mais beaucoup plus fréquemment sur celles cariées, surtout lorsque la pulpe est mise à découvert. Nous y reviendrons plus loin en parlant de la carie, à laquelle nous consacrons un chapitre spécial.

INFLAMMATION DU PÉRIOSTE ALVÉOLO-DENTAIRE

Cette affection peut se produire sous l'influence d'un choc, d'un refroidissement ou d'une foule d'autres causes. Elle succède souvent à l'inflammation de la pulpe dentaire. Le mal débute brusquement, la dent est douloureuse, la gencive dure, et dans l'espace de trois jours environ il se forme un abcès placé entre le périoste et l'os, ou entre le périoste et la dent. L'abcès peut s'ouvrir sur les joues ou sur les gencives. Il peut quelquefois être placé de telle façon au sommet de la racine qu'il tend à expulser la dent qui s'ébranle alors, devient très douloureuse et peut même être complètement chassée de son alvéole.

Ce n'est qu'en faisant une incision sur la gencive de façon à mettre la racine à découvert et en ouvrant les abcès qui se forment qu'on peut guérir les inflammations du périoste alvéolo-dentaire.

L'inflammation du périoste peut se compliquer de névralgie, de fluxion, de fièvre, etc. Elle se termine généralement par la résolution, mais elle peut passer à l'état chronique, amener la chute successive des dents, engendrer des fistules et défigurer ainsi pour la vie l'individu qui n'aura pas eu soin de faire extraire sa dent en temps utile.

La périostite chronique est un des modes de terminaison de l'inflammation du périoste ; mais elle peut être produite par d'autres causes et notamment par l'accumulation du tartre sur la couronne de la dent, qui se déchausse, s'ébranle et tombe. Nous consacrerons un chapitre spécial à l'étude de l'ébranlement et du déchaussement, le nombre des personnes qui en sont atteintes étant fort considérable.

EXOSTOSES

Outre les lésions précédentes, les racines des dents peuvent quelquefois se recouvrir des tumeurs osseuses auxquelles on a donné le nom d'*exostoses*.

Quand l'exostose ne fait pas souffrir le malade, il n'y a pas à s'en inquiéter. Mais lorsqu'elle exerce une compression douloureuse par son augmentation de volume sur l'alvéole, il faut enlever la dent ou exciser la racine, opérations difficiles et qui ne doivent être pratiquées que par un dentiste très expérimenté.

LÉSIONS DE L'IVOIRE

Cette lésion, qui constitue ce qu'on nomme la *carie*, étant la plus commune de toutes les maladies des dents, l'étude de ses causes et de son traitement fera l'objet d'un chapitre spécial.

LÉSIONS DE L'ÉMAIL

Bien que l'émail soit un corps extrêmement dur, il peut être altéré par diverses substances, notamment par les composés acides, les eaux et les substances que nous avons déjà énumérées dans un autre chapitre. Sous leur influence il s'altère, perd son poli, blanchit et se détache par parcelles. Les dents deviennent alors sensibles aux moindres variations de température ; elles jaunissent, et le tartre s'accumule avec la plus grande facilité sur leur surface.

Il est plus facile de prévenir les lésions de l'émail en évitant les causes qui agissent sur lui que de les guérir. Cependant un traitement hygiénique convenable, l'usage journalier de notre élixir dentifrice arrêteront les progrès de la maladie lorsqu'elle se sera déclarée.

La destruction générale de l'émail des dents est une affection fort rare et que nous n'avons trouvée décrite dans aucun auteur. Nous venons d'en observer et traiter avec succès un cas très curieux qui intéressera certainement nos lecteurs.

Madame X..., 28 ans, blonde, tempérament lymphatique, a eu récemment une fièvre scarlatine qui a suivi la marche habituelle de cette affection ; mais, pendant la convalescence, sa salive éprouva brusquement une modification telle, que, pendant quelques jours, l'émail des dents se détachait par lamelles comme pourraient le faire les écailles d'un poisson. Sous l'influence d'un traitement énergique, ce phénomène singulier disparut rapidement, mais non cependant sans laisser des traces profondes, car une grande partie de l'émail des faces labiales de plusieurs dents avait complètement disparu.

Le traitement auquel nous pensons pouvoir attribuer la guérison d'une aussi étrange affection fut institué de la façon suivante :

1° *Traitement interne.* — Nourriture très animalisée, viandes saignantes, potage gras, vin de Bordeaux pur à tous les repas, quinquina et ferrugineux.

Phosphate de chaux à la dose de une cuillerée par jour.

2° *Traitement externe.* — Nettoyage des dents avec une brosse imbibée d'une poudre dentifrice à réaction alcaline, suivi d'un gargarisme avec de l'eau tiède fortement alcoolisée.

Après cette opération nous badigeonnâmes la surface des dents avec un pinceau trempé dans la solution concentrée de nitrate d'argent, en ayant soin de préserver les lèvres du contact du liquide, au moyen de petites compresses.

Cette opération eut un plein succès, et c'est évidemment à elle qu'est due la guérison des dents malades. L'émail de quelques dents que nous ne pûmes d'abord recouvrir de nitrate d'argent par suite des craintes de la malade, continua à s'exfolier jusqu'au moment ou nous eûmes recours au traitement qui nous avait réussi.

Lorsque la couche d'émail n'est que faiblement atteinte, le moyen précédent suffit; lorsque l'émail est perforé et la denture atteinte, il faut, tout en ayant recours à ce traitement, faire aurifier les dents atteintes. C'est principalement au collet des dents de devant et quelquefois sur les petites molaires que cette maladie a son siège, soit à la mâchoire supérieure, soit à l'inférieure.

Il n'est pas rare de rencontrer des personnes

qui ont les racines palatines des grosses molaires complètement à nu jusqu'au sommet. Gencive, alvéole, tout a disparu et il ne reste pour soutenir la dent que la table externe de l'alvéole et la gencive ; cet état est très grave et réclame toute l'habileté d'un dentiste expérimenté pour atténuer la maladie.

DESTRUCTION DES ALVÉOLES

Les bords des alvéoles peuvent être détruits peu à peu, résorbés et entraînés dans le torrent de la circulation. Cette destruction commence par leur partie inférieure, et elle s'étend rapidement jusqu'à leur paroi supérieure.

La présence du tartre au collet des dents est une des causes les plus fréquentes de destruction des alvéoles par suite de la compression qu'il exerce sur les vaisseaux nourriciers des organes.

En même temps que l'alvéole disparaît, la gencive, qu'il ne soutient plus, se détruit; la dent s'ébranle et finit par tomber.

Au lieu d'être résorbé, l'alvéole peut s'oblitérer par son fond : la dent se trouve alors expulsée au dehors.

La destruction du bord des alvéoles et leur oblitération sont fort communes dans la vieillesse. Ces phénomènes se produisent quelquefois aussi à la suite de l'avulsion des dents et peuvent être encore provoqués par plusieurs autres causes, et notamment par l'inflammation des gencives, le scorbut, etc. En combattant ces divers états pathologiques par les moyens que nous indiquerons plus loin, on détruit le mal, et, par suite, on en arrête les effets.

OPÉRATIONS QUI PEUVENT SE PRATIQUER SUR LES DENTS

On voit par l'énumération rapide qui précède combien sont nombreuses les affections susceptibles d'atteindre les dents et à quel point elles réclament toutes les ressources d'un praticien instruit.

En France on croit généralement que l'art du dentiste consiste le plus souvent à arracher plus ou moins adroitement une dent et l'éducation du client au point de vue des ressources de notre profession laisse beaucoup à désirer encore. En réalité l'extraction des dents est une des plus rares opérations que doive pratiquer un bon dentiste, exactement comme l'amputation d'un membre par un chirurgien habile. En art et non en *métier* dentaire, de même qu'en chirurgie, l'habileté consiste à conserver et non à enlever.

Pour montrer, du reste, combien sont nombreuses les opérations que peut pratiquer un dentiste, nous allons en citer quelques-unes :

1. Examen de l'état de la bouche. (Pour être bien fait, cet examen, que chacun devrait faire faire par un

dentiste habile, au moins une fois chaque année, peut durer plus d'une heure, ce qu'on comprendra facilement en se rappelant que les 32 dents présentent 160 faces qui, toutes, peuvent être atteintes de carie ou d'autres maladies).

2. Nettoyage des dents et enlèvement du tartre.
3. Séparation des dents pour aurification (divers procédés).
4. Traitement et insensibilisation des dents cariées.
5. Application de caustiques.
6. Carie enlevée à la lime.
7. Extirpation de nerfs.
8. Excision de dents et racines.
9. Extraction simple.
10. Extraction au protoxyde pour supprimer la douleur.
11. Extraction avec anesthésie locale pour supprimer la douleur.
12. Aurification de couronne.
13. Aurification de canaux dentaires.
14. Traitement de la pulpe mise à nue.
15. Obturation avec diverses substances.
16. Isolement de nerf coiffé.
17. Redressement de dents au moyen d'appareils très multiples.
18. Dentiers et pièces partielles avec mécanisme.
19. Dentiers et pièces partielles à succion. Dentiers et pièces à pont sur pivots supprimant les plaques au palais.
20. Pose de dents à pivots (18 systèmes).
21. Obturateur pour divisions palatines.
22. Pièces pour blessures d'armes à feu et autres, maxillaires, nez, lèvres, joues, oreilles, etc.
23. Trépanation des dents, des alvéoles et du maxillaire.
24. Fixation de dents ébranlées par un choc.
25. Ligature de dents chancelantes, avec fils de platine et divers appareils.

26. Ouverture d'abcès dentaires.
27. Traitement de fistules dentaires.
28. Traitement de kystes dentaires.
29. Traitement de l'épulis.
30. Traitement de la suppuration des gencives et des alvéoles.
31. Traitement de l'inflammation du périoste alvéolo-dentaire.
32. Traitement de l'ébranlement et du déchaussement des dents.
33. Excision de racines.
34. Traitement des abcès des sinus maxillaires, etc., etc.
35. Traitement de la dénudation dentaire.
36. Extraction et replantation de la même dent.
37. Transplantation d'une dent d'un sujet à un autre sujet, etc.

Nous nous arrêtons là pour ne pas fatiguer l'attention du lecteur.

Il ne faudrait pas que l'énumération qui précède effrayât le lecteur. Il y a trente ans cette suite d'opérations eût été remplacée à peu près par une seule opération : l'extraction ; or l'extraction est peut-être aujourd'hui l'opération que nous pratiquons le moins et la plupart des opérations énumérées plus haut ont précisément pour but de l'éviter.

Un de nos lecteurs, qui avait parcouru la collection de notre journal depuis sa fondation, nous faisait remarquer récemment qu'il nous arrive fort rarement aujourd'hui de parler de certaines opérations dont au contraire nous parlions fréquemment autrefois. L'observation est très juste et porte en elle une preuve frappante du mouvement de la chirurgie moderne. Les opérations dont nous parlions beaucoup autrefois et dont nous ne parlons plus aujourd'hui, on ne les pratique plus, ou du moins on ne les pratique que fort rarement. Avec les progrès actuels, il arrivera un jour où le chirurgien ne se servira plus du bistouri, de même que le dentiste ne fera plus usage du forceps. Ce qui est bien certain, c'est que dans les cabinets de dentistes convenablement organisés, l'opération qui se pratique le moins souvent aujourd'hui est, je le répète, l'extraction des dents.

Pour ne rester que dans le domaine de la chirurgie buccale, que d'opérations que nous avons vu faire il y a quelques années à peine, par tous les maîtres de l'art, et qui sont à peu près inusitées maintenant ! Les polypes naso-pharyngiens par exemple, n'étaient enlevés autrefois qu'au prix des plus effroyables mutilations : désarticulation du maxillaire, division de la voûte palatine, etc. Aujourd'hui, dans l'immense majorité des cas, on se borne à entourer la tumeur d'un fil métallique qu'on fait traverser par un courant électrique à travers les fosses nasales, et l'opération est bientôt terminée. Nous connaissons un praticien qui depuis dix ans ne passe guère de mois sans avoir à extraire plusieurs polypes naso-pharyngiens, et qui jamais n'a eu à faire subir à ses malades aucune de ces affreuses mutilations qui étaient la règle autrefois.

S'il fallait résumer la tendance de la chirurgie moderne en un mot, ce serait : *conserver*. C'est ce que, sous une forme moins scientifique peut-être, mais plus pittoresque assurément, un confrère formulait jadis sous forme d'une formule qu'il avait prise pour devise : « N'arrachez pas, guérissez. »

CHAPITRE XI

DE LA CARIE DENTAIRE ET DE SES CAUSES

Diverses espèces de la carie dentaire.— Causes de cette affection. — Influence de l'eau, du régime, de la race, etc. — Marche de la carie. — Formes diverses de cette affection. — Conséquences diverses de la carie. — Fétidité de l'haleine. — Périostite alvéolo-dentaire. —Nécrose du maxillaire, etc. — Danger de ne pas soigner les dents cariées.

La carie dentaire est une affection si importante et si fréquente que nous devons lui consacrer un chapitre spécial.

La carie consiste dans une altération moléculaire de l'émail et de l'ivoire qui, après s'être modifiés profondément, finissent par se détruire.

Envisagée au point de vue des lésions qu'elle détermine aussi bien que du traitement qu'elle exige, la carie dentaire peut être divisée en quatre degrés:

Carie du premier degré.—L'émail seul est attaqué.

Carie du second degré. — La carie, après avoir rongé l'émail, a atteint l'ivoire.

Carie du troisième degré. — La carie continuant son œuvre de destruction, arrive à la pulpe et met cet organe à nu.

Carie du quatrième degré. — Après divers accidents inflammatoires la pulpe est détruite, la dent perd sa vitalité et meurt, et la carie finit par la détruire totalement.

Une constitution scrofuleuse ou lymphatique, l'usage des aliments sucrés, des boissons chaudes ou glacées, ou des boissons acides, comme le cidre, le séjour dans les pays humides et marécageux, l'usage des eaux calcaires, l'acidité du mucus buccal, l'emploi de mauvais dentifrices, l'accumulation du tartre, et *surtout le défaut d'entretien des dents*, sont les causes les plus habituelles de la carie.

Bien que la carie dentaire puisse atteindre toutes les dents, on a remarqué que certains individus y étaient plus prédisposés que d'autres. L'hérédité, le tempérament, et bien d'autres causes encore ont été invoquées pour expliquer ces différences. On a même prétendu que la race avait une influence considérable. D'après certains auteurs français, toutes les populations petites et trapues issues de la race Celtique (Bretagne et certaines parties centrales de la France) auraient une dentition robuste. Les individus grands et blonds issus de race Kymrique (Picardie, Normandie, Champagne, Poitou, Vendée, Guyenne, Gascogne, etc.), provenant de l'invasion Kymrique des Gaules, 700 ans avant notre ère, auraient au contraire des dents facilement atteintes par la carie.

Plusieurs auteurs ont attribué à l'usage du pain blanc la fréquence actuelle de la carie en se basant sur ce qu'il ne contiendrait pas assez de phosphate de sels. Suivant eux le pain vieux serait bien préférable et les dents du paysan qui en fait usage seraient en bien meilleur état que celles des habitants riches des villes.

On se demandait autrefois si la carie procédait de l'extérieur à l'intérieur ou de l'intérieur à l'extérieur ? Les auteurs sont actuellement fixés sur cette question, et il est admis maintenant que la carie marche toujours du dehors au dedans.

L'illustre Hunter a très bien décrit la marche de cette affection dans un passage où il y aurait fort peu à changer pour le mettre au courant de la science moderne.

« Cette affection, dit-il, commence presque « toujours extérieurement, dans une petite éten- « due du corps de la dent. Lorsque l'émail est « détruit, la partie osseuse de la dent est mise à

« découvert, et quand la maladie s'en est emparée, « elle s'annonce généralement par une tache brune « foncée. Quelquefois, cependant, il ne s'opère « aucun changement de couleur, et alors la mala- « die n'est visible que lorsqu'elle a produit une « excavation considérable dans la dent. La partie « morte est ordinairement ronde d'abord, ce qui « n'a pas toujours lieu, car sa forme dépend sur- « tout de la région de la dent où le mal commence. « On observe souvent cette maladie dans les anfrac- « tuosités de la surface triturante des dents molai- « res, et elle se présente sous la forme d'une « crevasse remplie d'une substance très noire. « Dans les incisives, elle commence ordinairement « assez près du collet de la dent, et l'excavation « morbide fait des progrès transversalement à la « longueur de la dent, de manière à diviser pres- « que celle-ci en deux parties. »

Lorsque l'émail est en partie détruit, la carie marche rapidement. L'intérieur de la dent se trouve continuellement en contact avec les aliments et les liquides de la bouche, qui se décomposent dans l'intérieur de sa cavité, et ses parois s'altèrent de plus en plus. La dent devient ordinairement alors très sensible, les moindres variations de température et le contact des aliments sont la cause de violentes douleurs. La pulpe finit elle-même par s'enflammer et suppurer, et l'ivoire continuant à se détruire, il ne reste bientôt plus que la racine, qui le plus souvent cesse d'être douloureuse et constitue ce qu'on nomme vulgairement un *chicot*.

La marche de la carie n'est pas toujours telle que nous venons de le dire : l'altération, après avoir envahi une certaine portion de la couronne, s'arrête parfois d'elle-même et présente une surface brune très dure et peu impressionnable. On nomme cette variété de carie, *carie sèche*, par opposition à la précédente, dite *carie molle* ou *humide*. — Cette forme de carie s'arrête souvent d'elle-même.

Il existe une forme de carie peu connue, que nous avons rencontrée quelquefois et à laquelle nous donnerions volontiers le nom de *carie coupante*. Elle apparaît au collet des dents, qu'elle creuse en gouttière en formant une section aussi nette que si elle avait été faite à la lime et d'un poli parfait. Les auteurs qui se sont occupés de cette variété curieuse de carie l'attribuent à la dénudation du col, c'est-à-dire au déchaussement. Nous croyons impossible dans l'état actuel de la science de se prononcer avec certitude sur ce point.

Nous avons traité récemment une dame dont les quatre incisives et les deux canines de la mâchoire supérieure étaient rasées au niveau de la gencive comme si on les avait coupées avec une scie. Si nous avions été consulté à temps, nous aurions réussi sans doute, au moyen de cautérisations et d'aurifications, à retarder de bien des années la perte des dents.

Nous avons quelquefois observé également une sorte de carie produite par une destruction assez étendue de l'émail, à laquelle on pourrait donner le nom de *carie par érosion de la dent.*

Toutes les dents ne sont pas également sujettes à la carie. Les dernières grosses et petites molaires sont celles qui sont le plus souvent atteintes, et les incisives de la mâchoire inférieure celles qui le sont le moins.

La carie attaque de préférence les dents pendant la jeunesse et l'âge adulte. Il est plus rare de voir les dents se carier après cinquante ans.

La carie communique habituellement à l'haleine une odeur extrêmement fétide, résultant de la décomposition putride des parties cariées.

On est généralement habitué à considérer la carie comme une maladie ayant peu de gravité. Abandonnée à elle-même, elle amène infailliblement la perte des dents qui en sont affectées, ce qui rend la prononciation moins facile, surtout quand ce sont les dents de devant qui sont perdues ; la mastication et par suite la digestion se font aussi plus difficilement. En outre, les antagonistes des dents perdues, n'étant plus soutenues par ces dernières, sortent de leurs alvéoles et deviennent vacillantes. La perte d'une dent est toujours chose très fâcheuse, car elle est presque fatalement suivie de la perte de plusieurs autres, et il faut s'efforcer de l'éviter par tous les moyens possibles.

Ces accidents ne sont pas les seuls qu'amène la carie, il n'est pas rare de la voir suivie de périostite alvéolo-dentaire, et de nécrose du maxillaire. Tout récemment, nous avons été obligé d'enlever, avec le docteur Rousseau, une portion du maxillaire droit supérieur complètement nécrosée chez une jeune dame qui n'avait pas voulu se faire soigner une dent cariée sous le prétexte qu'elle était enceinte. Voilà malheureusement à quelles conséquences peuvent conduire certains préjugés. Il n'y a guère qu'en France, du reste, qu'on néglige de soigner les dents à toutes les périodes de la grossesse.

Parmi les conséquences de la carie dentaire, nous devons mentionner aussi certaines névralgies buccales très fréquentes et dont la cause est le plus souvent méconnue.

Nous en observons tous les jours qui sont liées à la présence dans la bouche de dents ou de racines cariées. L'avulsion fait alors cesser immédiatement des douleurs qui avaient résisté, souvent pendant des années, à tous les traitements ordinairement efficaces contre les névralgies. Le docteur Tripier a presque toujours vu la médication électrique, si efficace contre les névralgies en général, échouer en présence des névralgies faciales, et il n'y a plus recours tant qu'il existe dans la bouche du sujet une dent ou une racine cariée. Il affirme même que celle-ci agit d'autant plus sûrement comme cause de névralgie qu'elle ne fait pas souffrir comme dent. Nous pensons qu'il va trop loin en demandant l'extraction de toute dent, même non douloureuse, que la carie a sérieusement compromise; mais nous estimons qu'en présence d'une névralgie faciale on ne saurait trop se préoccuper de l'état des dents et s'empresser de remédier à leurs lésions spontanées ou à celles qui ont pu y être déterminées par des traitements antérieurs mal conçus. Nous voyons journellement, en effet, dans notre pratique, des aurifications, faites à la suite d'un traitement palliatif mal entendu, garantir la dent contre les douleurs en renfermant derrière elles un germe de décomposition qui devient une cause énergique de névralgie. Comme nous l'avons déjà dit, la cause de la névralgie faciale réside le plus souvent dans la lésion d'une dent ou d'une racine.

Un grand chirurgien — c'était Velpeau, je crois — disait un jour qu'une piqûre est une porte ouverte à la mort. Ce que l'éminent praticien affirmait de la piqûre pourrait se dire justement parfois de la carie dentaire. Si la carie d'une dent n'est pas toujours une porte ouverte à la mort, elle est au moins une porte ouverte à la maladie, à commencer par la perte des dents, les troubles profonds de la vision et de l'ouïe qui l'accompagnent fréquemment, et enfin les affections de l'estomac et le cortége innombrable de maux qu'elles entraînent à leur suite.

Comme nouvel exemple des dangers que peut entraîner l'absence de soins d'une dent cariée, citons l'observation suivante, que nous empruntons à un journal anglais.

« Un jeune garçon de sept ans entra à l'hôpital de Guy à la fin de septembre. Les yeux étaient saillants ; il était dans une sorte de stupeur et se plaignait de maux de tête, sans autres symptômes apparents. Il mourut au bout d'un mois, avec coma et température très élevée. Au-dessus d'un des yeux on pouvait sentir un corps dur ; on supposa que c'était une tumeur, et on attribua la mort à sa présence. A l'autopsie, le docteur Goodhart découvrit que la cause de la mort était une dent gâtée ; c'était une molaire inférieure fortement attaquée, laquelle avait déterminé un abcès de la mâchoire. L'inflammation s'était propagée sur le parcours du nerf dentaire, par la fosse sphéno-maxillaire ; de là dans l'orbite et la fosse médiane du crâne, et entre la duremère et l'os, amenant une nécrose fort étendue avec pyémie. Le cerveau présentait deux ou trois cavités, et il y avait un abcès du cœur. L'enfant ne s'était pas plaint de mal de dents. Il est probable que peu de médecins songeraient à examiner la mâchoire inférieure à propos de l'état de l'orbite, et il faut féliciter le docteur Goodhart d'avoir su découvrir la cause de la mort dans ce cas. »

CHAPITRE XII

DU TRAITEMENT DE LA CARIE

Facilité de guérir radicalement la carie quand elle est traitée au début.—Traitement des divers degrés de la carie. — Carie de l'émail. — Carie ayant mis la pulpe à nu. — Utilité et difficulté de l'aurification. — Traitement préalable de la dent. — Procédés divers d'obturation des dents autres que l'aurification. — Mastics, ciments, amalgames.

De toutes les affections dentaires, la carie est généralement la plus facile à guérir. Quand elle est traitée à temps, c'est-à-dire lorsque la denture et surtout la pulpe n'ont pas été mises à découvert, elle peut être enrayée de façon que les dents se conservent ensuite toute la vie. Malheureusement il est rare qu'on songe à recourir au dentiste au début même de la carie : on attend qu'elle ait fait des progrès, et alors son traitement devient délicat et difficile, et les chances de conservation de la dent bien moins nombreuses. Souvent un client, auquel nous témoignons le regret que nous cause le retard qu'il a mis à faire soigner une dent cariée, nous répond, croyant se défendre du reproche fait à sa négligence : « Mais elle ne m'a jamais fait mal. Comment donc aurais-je pu songer à voir un dentiste ? » Cette réponse, qui nous a été faite bien des fois par des personnes intelligentes et instruites, nous a toujours étonné. Il nous semble en effet que le plus simple raisonnement suffirait pour montrer que c'est précisément pendant qu'une dent cariée n'est pas douloureuse qu'on peut agir sur elle et en pratiquer l'obturation. Si on attend, la cavité de la dent s'agrandit chaque jour, ses parois s'amincissent, la pulpe se dénude, et, l'opération devenant beaucoup plus difficile, le succès en est compromis. On n'attendrait pas les cruels avertissements de la douleur, si l'on savait que, parmi les diverses espèces de carie, les unes douloureuses et les autres qui ne le sont pas, les dernières sont peut-être les plus envahissantes. On voit des caries de cette espèce faire pour ainsi dire le tour de l'une et de l'autre arcade dentaire et détruire tout ce qu'elles ont atteint, sans que le sujet ait souffert un seul instant. La carie est un mal qui souvent se propage de proche en proche, mais qui a moins de tendance à se reproduire quand, une première fois, on l'a complètement détruit sur place, à moins qu'il ne soit lié à un vice de constitution, tel que scrofule, scorbut, etc. Dans ce cas, on doit recourir à un traitement général qui ne dispense nullement du traitement local.

Il nous arrive souvent d'être consulté par des personnes qui croient que nous pouvons facilement guérir des dents tellement gâtées qu'elles sont presque transformées en chicots : quelle résistance veut-on qu'offre à l'aurification une couronne aussi peu épaisse que la coquille d'un œuf ? Sans doute on peut encore, à la rigueur, aurifier une pareille dent ; mais outre que le succès est loin d'être certain, que de temps, de patience et d'habileté faut-il au dentiste pour arriver à un pareil résultat ! Certains dentistes laissent croire au public qu'au moyen de pansements de leur invention, ils arrivent à calmer les douleurs de la carie et peuvent facilement, ensuite, plomber les dents malades ; c'est là un leurre dont tout praticien sérieux ne devrait jamais bercer les malades. Certes, une pareille méthode peut enrichir le dentiste qui la pratique; mais elle prouve de sa part, ou une grande ignorance, ou un charlatanisme plus grand encore.

Les dents ainsi pansées, puis plombées, sont des dents qu'on sera forcé de faire extraire dans un bref délai, et c'est en pure perte que le client a subi un traitement long, douloureux et surtout fort dispendieux. Lorsqu'on a laissé arriver une dent à un degré fort avancé de carie, la seule ressource est d'instituer un traitement rationnel et reposant sur de vrais principes, comme cela se pratique en Amérique, c'est-à-dire débarrasser complètement les canaux dentaires de leur pulpe, travail long et très difficile, puis les aurifier. Alors seulement le malade a de grandes chances de conserver sa dent, et peu de craintes d'accidents subséquents.

Le traitement des différentes formes de carie peut être résumé de la façon suivante :

Lorsque la carie n'a envahi que les parties superficielles de la dent, le traitement est fort simple. Il consiste à enlever avec des instruments convenables les parties atteintes par la carie et à remplir le trou ainsi pratiqué avec de l'or suffisamment tassé. Si cette opération est bien pratiquée, ce qui est extrêmement rare en France, car elle est fort difficile, et les praticiens sont encore peu expérimentés, la dent se conservera indéfiniment sans altération.

Si la carie a mis la pulpe à nu, et que celle-ci suppure, l'opération devient très compliquée et le salut de la dent est fort compromis. La seule chance de succès réside dans l'habileté de l'opérateur.

Avant de procéder à l'aurification, la pulpe mise à nu devra, le plus souvent, être détruite, et les canaux dentaires devront être nettoyés jusqu'à leurs plus délicates extrémités. L'or sera introduit de façon à obturer exactement toutes ces parties. On comprend combien ce travail est difficile. Si l'opération et le traitement qui l'a précédée ont été parfaitement conduits, le malade a des chances nombreuses de conserver la dent atteinte.

En recouvrant, après traitement convenable, la pulpe d'une coiffe ou d'un ciment sur lequel on établira ensuite une aurification, on réussit quelquefois à guérir les dents cariées dont la pulpe est mise à nu, sans être obligé d'enlever cette dernière.

Si, à la suite d'une carie déjà avancée, il s'est formé à l'extrémité des racines des sacs purulents, ayant ou n'ayant pas déterminé de fluxion, les chances de guérison deviennent moindres que dans le cas précédent, et tout traitement se bornant à la cavité dentaire sera fatalement suivi d'insuccès.

Si, enfin, à la suite d'une carie très avancée, il se forme une inflammation du périoste alvéolo-dentaire, des exostoses, etc., le cas est aussi compliqué que possible, surtout s'il s'agit de grosses molaires. Nous disons : s'il s'agit de grosses molaires, parce que, pour les autres dents, la direction des racines est facile à reconnaître et qu'on peut souvent, par la paroi alvéolaire, vider et dessécher les abcès qui se sont formés. Cependant ces cas compliqués eux-mêmes ne sont pas au-dessus des ressources de notre art, mais ils réclament les soins de l'opérateur le plus exercé.

La plupart des dentistes ignorent absolument les soins compliqués qu'exigent les différentes sortes de caries. Plusieurs affirment hardiment que l'extraction est une opération à laquelle ils n'ont jamais recours et appliquent à toutes les dents un traitement uniforme consistant, soit en une cautérisation, soit dans l'application de substances calmantes le plus souvent inutiles. Quand le client est revenu subir cette opération un certain nombre de fois, s'il n'est pas rebuté par la longueur d'un traitement qui n'a souvent d'autre résultat que de remplir le salon du dentiste, et faire croire ainsi à une réputation imaginaire, l'opérateur applique un plombage, enfermant souvent ainsi le loup dans la bergerie, car les parties du nerf qui se trouvent enfermées dans la dent, ayant perdu leur vitalité, se décomposeront, et le pus formé ne pouvant s'échapper, il en résultera d'atroces douleurs ou une fluxion plus ou moins considérable. En résumé, le malade sera toujours obligé de faire enlever sa dent. Ce système de *pansement* n'est propre en réalité qu'à enrichir les dentistes qui l'exploitent, bien qu'il puisse séduire par son apparente simplicité et l'absence de la douleur au début du traitement (1).

Ajoutons que c'est presque toujours par la faute du client que la carie arrive à un degré tel qu'elle est au dessus des ressources de l'art. Toute carie commence par un point, *visible seulement pour le dentiste*, et qui va en augmentant chaque jour jusqu'à ce qu'il soit visible pour le client ; alors il est presque toujours trop tard pour y remédier. Si on traitait l'affection à son début, la guérison serait la règle invariable ; cette vérité est si bien comprise aux Etats-Unis, que les personnes qui ont les meilleures dents se les font examiner au moins tous les six mois par leur dentiste, et s'évitent ainsi de longues et pénibles opérations.

L'obturation de la cavité des dents avec de l'or ou *aurification* est une des plus difficiles opé-

(1) Ajoutons à ce qui précède que ces prétendus pansements sont indistinctement appliqués avec quelques variantes par ces dentistes à toute espèce de dents, même à celles qui pourraient être aurifiées immédiatement sans subir aucun traitement préalable, telles que les caries des premier et deuxième degré. Les dents auxquelles il est nécessaire de faire subir un traitement préalable, autre que l'enlèvement de la partie cariée avant l'aurification, sont en très petit nombre.

rations de l'art dentaire, mais c'est la seule qui puisse limiter d'une façon absolue les progrès de la carie.

Pour bien des clients une aurification doit se faire d'après un tarif uniforme. Il suffit, pour comprendre à quel point la chose est impossible, de savoir que certaines aurifications ne demandent guère qu'un quart-d'heure de travail, lorsque d'autres exigent 5 à 6 séances d'une heure. Demander un tarif uniforme pour des cas si différents, c'est vouloir que 3 ou 4 visites d'un médecin se payent le même prix qu'une seule. Il y a en outre des dents qui emploient jusqu'à 28 à 30 fr. d'or, ce qui n'empêche pas certains clients de s'imaginer qu'on peut leur faire un pareil travail pour 20 francs.

Dans une aurification parfaite, l'or introduit dans la dent doit faire corps avec elle, comme si l'on avait coulé dans sa cavité le métal en fusion. Non seulement l'or comble exactement cette cavité, mais encore il reproduit la forme de l'organe et supporte ses parois sur lesquelles il se moule et qu'il soutient bien plus qu'il n'est soutenu par elles. Une dent dont la couronne était presque réduite à son émail acquiert ainsi la solidité d'un lingot. Cette opération est si délicate et si utile que certains dentistes, en Amérique, en font l'objet tout spécial de leur pratique, et y acquièrent une grande réputation. Disons que c'est aux Etats-Unis seulement qu'on comprend l'importance de l'aurification et qu'on la paye ce qu'elle vaut. Nous avons été les premiers à la décrire et à la pratiquer en France (Voir *l'Art dentaire*, année 1857).

La qualité de l'or qu'on emploie pour l'obturation est loin d'être indifférente. Le battage et les différentes opérations qu'on fait subir à ce métal ont une influence considérable sur sa malléabilité et sa dureté. L'art de le préparer pour l'aurification des dents est extrêmement difficile, et ce n'est guère qu'aux Etats-Unis qu'il a atteint toute sa perfection.

Tous les pays du monde font venir leur or en feuilles d'Amérique ; les seules maisons d'Abbey et de White, de Philadelphie, en fabriquent annuellement pour plusieurs millions de francs.

Avant d'introduire l'or dans la cavité de la dent, il faut toujours enlever la partie malade et disposer de façon à empêcher la chute de la matière obturante, la cavité qu'on remplit ensuite avec des feuilles d'or que l'on comprime au moyen de fouloirs et d'autres instruments.

L'aurification des dents, lorsque la pulpe est mise à nu par les progrès de la carie, est une opération délicate qui ne réussit pas toujours et qui nécessite toute l'habileté d'un dentiste très expérimenté. L'application d'une substance obturante, faite sans précaution sur la pulpe, amène infailliblement une inflammation très douloureuse, lasuppuration des tissus et le plus souvent la perte de la dent. Les moyens employés dans ce cas sont variés : les uns la recouvrent d'abord d'une feuille ou sorte de coiffe d'or qui repose sur l'ivoire qui l'entoure, et sur laquelle on introduit l'aurification sans toucher la pulpe. D'autres remplissent la concavité de la coiffe de pâte à l'oxychlorure de zinc. D'autres cautérisent d'abord la surface de la pulpe dénudée avec de l'acide phénique, la recouvrent de pâte à l'oxychlorure de zinc, et au bout de quelques jours recouvrent d'une obturation à l'or la partie superficielle dececiment. La méthode que nous employons varie suivant les cas, car il n'est permis de laisser la plus minime parcelle de la pulpe.

Quand la pulpe a été trop gravement atteinte, on la détruit avec un caustique, on extrait les nerfs des racines avec des instruments spéciaux, et on obture avec de l'or la cavité de la pulpe et des racines. C'est une opération extrêmement longue et fort délicate, car il n'est permis de laisser la plus minime parcelle de la pulpe.

MALADIES DES DENTS

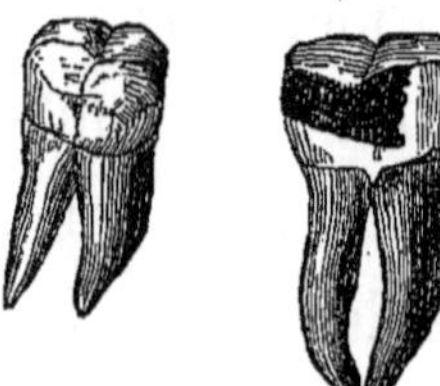

Figures 12 et 13. — Dents cariées et restaurées au moyen des feuilles d'or. Méthode américaine.

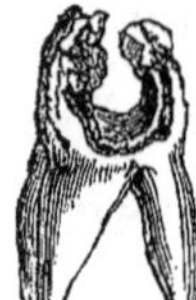

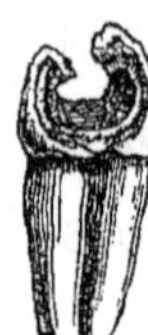

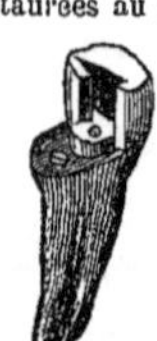

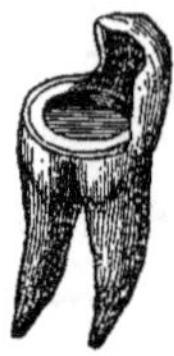

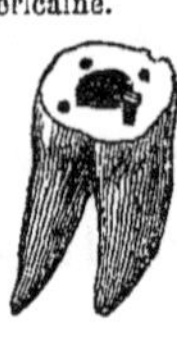

Figures 14 à 18. — Dents cariées destinées à être restaurées comme les dents ci-dessus.

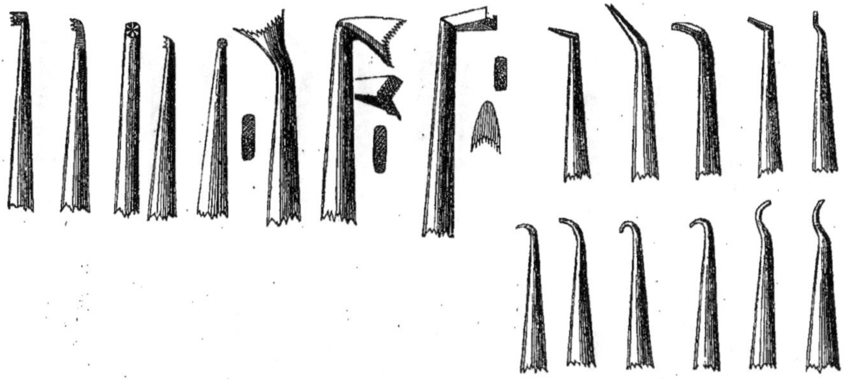

Figures 19 à 42. — **Instruments Préterre servant à l'aurification des dents.**

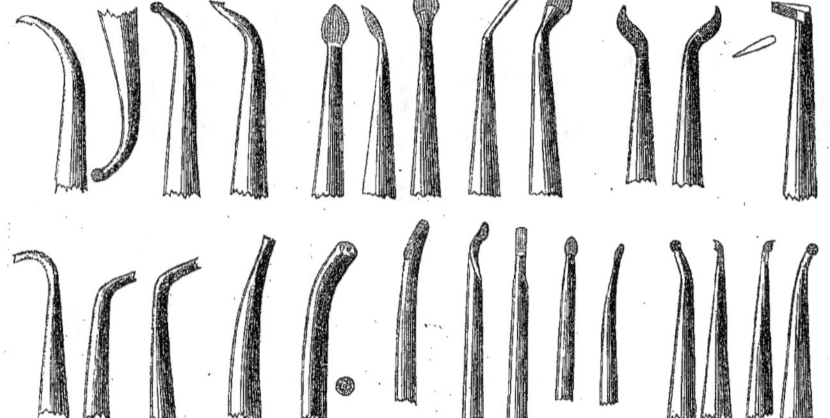

Figures 43 à 70.— **Instruments Préterre pour l'aurification.**

INSTRUMENTS POUR L'EXTIRPATION DES NERFS DENTAIRES ET LE TRAITEMENT
DE DENTS PROFONDÉMENT CARIÉES

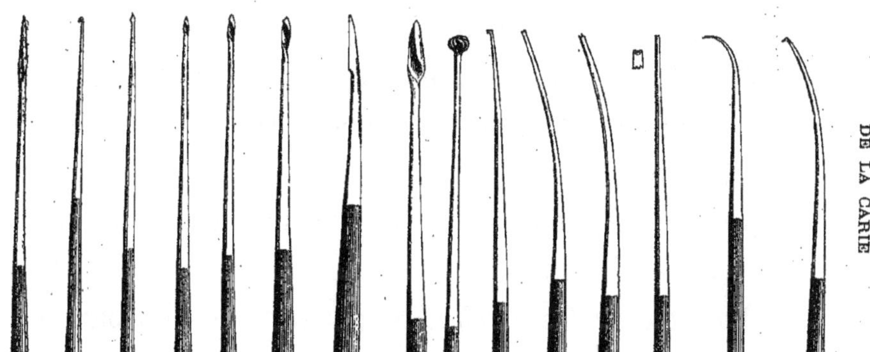

Figures 71 à 86.

L'or est en effet *le seul métal* qui jouisse des propriétés les plus essentielles pour le but qu'il doit remplir : l'inaltérabilité et la malléabilité. S'il n'est pas plus répandu, c'est que la plupart des dentistes ne savent pas s'en servir.

La plupart des dentistes font encore usage de substances autres que l'or pour obturer ou, comme on dit vulgairement, plomber les dents. Nous allons dire quelques mots des différentes préparations auxquelles ils ont recours, afin de montrer combien elles sont inutiles ou nuisibles.

Plomb et étain. Ces métaux, qui servaient autrefois à obturer les dents, s'oxydent très facilement, présentent des inconvénients divers et ne sont plus, le premier du moins, usités que par des dentistes tout à fait ignorants.

Mastic et gutta-percha. Ne peuvent être employés que pour une obturation temporaire, car ils sont promptement détruits sous l'action de la chaleur et de la salive et ne présentent pas de résistance.

Ciment Sorel. — C'est un oxychlorure de zinc. Il a d'ordinaire le double inconvénient de tenir très peu et de détruire très rapidement les dents. Nous l'avons vu quelquefois néanmoins résister fort longtemps. On peut l'employer parfois utilement pour des obturations temporaires. On le vend aujourd'hui sous les noms les plus variés : os artificiel, pyrophosphite, etc. ; mais sous ces noms divers sa composition fondamentale a peu varié.

Amalgame ou ciment métallique. C'est, comme le nom l'indique, un mélange de mercure avec un ou plusieurs métaux : le cadmium, le cuivre, le platine, l'argent, etc. Les meilleurs sont composés de mercure, d'argent vierge, d'étain et d'or fin ; ce sont ceux à base de palladium qui subissent le moins de retrait après leur solidification.

Ces divers ciments métalliques jouissent d'une grande faveur due à la facilité avec laquelle ils peuvent être appliqués par les mains les plus inexpérimentées. Nous n'en faisons usage que lorsque l'impossibilité d'aurifier la dent nous est bien démontrée.

De tous les moyens employés pour l'obturation, l'or seul, nous ne saurions trop le répéter, donne, lorsqu'il est appliqué par une main habile, des résultats irréprochables.

CHAPITRE XIII

DU DÉCHAUSSEMENT ET DE L'ÉBRANLEMENT DES DENTS

Causes diverses du déchaussement et de l'ébranlement des dents. — Influence considérable de l'accumulation du tartre. — Traitement du déchaussement et de l'ébranlement. — Exemples divers.

Le déchaussement des dents, leur ébranlement et leur chute ont pour causes principales :

L'envahissement de la dent et de la racine par le tartre ;

L'inflammation et la tuméfaction des gencives ; sa disparition ;

L'inflammation du périoste alvéolo-dentaire ;

La résorption de l'avéole.

Ces causes peuvent agir séparément ou simultanément.

L'accumulation du tartre sur les dents, si facile à prévenir par des soins de propreté journaliers, est une des causes les plus fréquentes de l'inflammation des gencives et du périoste, et, par suite, du déchaussement, de l'ébranlement et de la chute des dents, qui en sont la conséquence.

MM. Littré et Robin, dans leur nouvelle édition du dictionnaire de Nysten, à l'article *Tartre*, après en avoir donné la composition chimique et démontré que sa formation est le signe d'un trouble de la sécrétion salivaire, dû le plus souvent à une perturbation des fonctions de l'estomac ou à une lésion de la muqueuse buccale, ajoutent : « Il (le tartre) « amène le déchaussement des dents, leur ébranle- « ment, l'inflammation du périoste alvéolo-den- « taire, et *hâte la chute de ces organes.* On doit le « faire enlever lorsqu'il se forme, et en prévenir le « dépôt en lavant les dents une ou plusieurs fois « par jour. »

Quelques auteurs considèrent le tartre comme produit par des animalcules contenus dans le mucus buccal et le comparent au corail. Il est composé de phosphate et carbonate de chaux mélangé à des substances organiques.

Le tartre peut agir de différentes façons, soit en provoquant l'inflammation de la gencive et du périoste alvéolo-dentaire, soit en se déposant graduellement sur les racines, en les isolant des gencives et en faisant perdre ainsi aux dents leur solidité.

Dans ce dernier cas et lorque le mal est arrivé à ce degré, il n'y a rien à faire qu'à remplacer les dents atteintes par des pièces artificielles. C'est alors que les patients regrettent amèrement de n'avoir pas suivi les conseils que nous avons donnés précédemment dans le chapitre de l'examen de la bouche et du nettoyage des dents.

Que de personnes avons-nous vues auxquelles nous aurions pu conserver leurs dents par de simples enlèvements de tartre ! Mais nous avons été incapable de les convaincre et de les faire revenir sur ce préjugé trop répandu, que le nettoyage des dents enlève l'émail et fait tomber les dents, alors que c'est le tartre uniquement qui les fait tomber.

Bien que les dents ainsi ébranlées par l'invasion du tartre dans les racines soient condamnées sans appel, il nous est arrivé à plusieurs reprises de réussir à prolonger leur existence de quelques années.

Nous extrayons de nos notes deux observations qui indiqueront la méthode employée et les résultats qu'elle nous a fournis.

M. le comte de Z..., de Barcelone, vint nous consulter, il y a une vingtaine d'années, sur la recommandation de M. le professeur Delpech. Nous diagnostiquâmes immédiatement un cas très grave de déchaussement avec ossification des alvéoles et expulsion presque totale des dents de devant de la mâchoire inférieure, incisives et canines.

Le client ne voulait entendre parler à aucun prix d'extractions ni de pièces artificielles, et nous suppliait de lui conserver ses dents telles quelles. Nous nous décidâmes alors à tenter de les consolider au moyen d'une ligature appropriée faite avec des fils de platine. Cette opération réussit au-delà de nos espérances. M. le comte de Z... eut la satisfaction de conserver ses dents pendant dix ans encore. Nous devons ajouter qu'il eut la précaution de venir trois fois de Barcelone à Paris, pendant ce laps de temps, pour nous faire changer les fils et refaire les ligatures.

Nous avons été également consulté, il y a environ six ans, pour un cas analogue, par le curé d'une des villes les plus importantes de la Bretagne. Le jour où nous le vîmes, les quatre incisives de la mâchoire supérieure étaient menacées d'une chute à ce point prochaine, que, dès le lendemain, l'une des incisives centrales tombait. La désolation de cet ecclésiastique était d'autant plus grande qu'il repoussait absolument toute idée d'extraction et de pièces artificielles.

Nous lui proposâmes alors non seulement de consolider les incisives restantes par une ligature, mais même de replacer et de maintenir au milieu des autres à sa place naturelle la dent tombée.

L'opération réussit également ; mais comme la maladie était, au moment où nous fûmes consulté, arrivée au dernier degré, les résultats ne durèrent que pendant cinq ans, au bout desquels le malade dut enfin se résigner à porter des dents artificielles dont il nous a d'ailleurs depuis témoigné sa satisfaction à plusieurs reprises.

L'envahissement des dents par le tartre se fait parfois sans douleur, mais il arrive fréquemment qu'il s'accompagne de l'inflammation des gencives et du périoste alvéolo-dentaire.

L'inflammation de la gencive se manifeste par un engorgement accompagné de rougeur et de tuméfaction. Lorsqu'elle est due à la présence du tartre, le malade éprouve le besoin de passer un cure-dents entre ses dents, comme si des parcelles alimentaires se trouvaient logées dans leurs interstices. Bientôt, quelle que soit la cause de l'inflammation, l'irritation se communique au périoste alvéolo-dentaire, la dent perd ses adhérences avec l'alvéole et ne tarde pas à tomber si l'on n'a recours aux soins d'un dentiste expérimenté.

L'inflammation des gencives s'observe très fréquemment chez les personnes anémiques. Elle s'accompagne souvent d'une suppuration légère qui finit par décoller les gencives et amène la chute des dents.

C'est dès les premières atteintes du mal qu'il faut consulter le dentiste, sous peine, si l'on s'y prend trop tard, de voir tous les efforts du praticien échouer.

Entre une simple inflammation des gencives, produite souvent par un régime trop substantiel, le défaut d'entretien de la bouche, ou certaines dispositions congénitales, et l'inflammation accompagnée d'ébranlement, suivi de la chute des dents, il y a bien des degrés. Mais il ne faut pas attendre qu'ils aient été successivement franchis et ne pas hésiter à combattre le mal dès ses premiers symptômes.

L'inflammation des gencives, outre les dangers qu'elle provoque, a l'inconvénient de communiquer à l'haleine une odeur extrêmement désagréable.

J'ai parmi mes clients un médecin qui depuis plusieurs années était atteint de cette pénible infirmité, et que j'eus la satisfaction de guérir complètement après un traitement d'un mois.

L'inflammation des gencives est parfois suivie de tuméfaction, d'ulcération ; souvent aussi l'inflammation se communique au périoste et aux alvéoles. Ces dernières finissent alors par se détruire en en-

9.

traînant la perte irrémédiable des dents auxquelles elles servaient de supports.

Le meilleur moyen de remédier au déchaussement et à l'ébranlement des dents est, comme nous l'avons dit, le nettoyage de ces organes par un dentiste habile. On y joindra utilement des lotions journalières avec une mixture tonifiante que nous avons composée spécialement pour cet usage.

Elle s'emploie, mélangée à de l'eau tiède dans la proportion d'un cinquième, en gargarisme répété sept à huit fois par jour. Cette solution est utile dans tous les cas où il y a inflammation des gencives. Quand les gencives sont déjà décollées, on la fait glisser pure avec une petite éponge sur la surface en contact avec la dent. On peut faire également usage d'une solution très étendue de sulfate de zinc.

Quelques petites saignées locales pratiquées avec la pointe d'une aiguille favorisent le traitement. Enfin, dans quelques cas, des applications de teinture d'iode, faites par une main expérimentée, suivant les conseils de Marchal de Calvi, peuvent rendre des services. Il en est de même du chlorure de zinc et de l'acide chlorydrique. Mais le maniement de ces agents dangereux exige un grand discernement.

Les cures que nous avons obtenues par les moyens

que nous venons d'indiquer sont extrêmement nombreuses. Nous nous bornerons à citer les deux observations suivantes, qui résument en quelque sorte toutes les autres :

M. X..., avocat, âgé de trente-cinq ans, d'un tempérament lymphatique, a toujours joui d'une bonne santé. A la suite de fatigues prolongées, ses gencives devinrent molles, tuméfiées et douloureuses ; elles saignaient avec la plus grande facilité, et son haleine était extrêmement fétide. Bientôt ses dents devinrent vacillantes ; la mastication ne se faisant plus qu'imparfaitement, les digestions se troublèrent et des douleurs d'estomac se firent sentir. Ce malade avait consulté plusieurs médecins et essayé un grand nombre de médicaments : cautérisations, gargarismes avec solution de permanganate de potasse, etc., etc., le tout sans succès. Un de ses amis, docteur en médecine, l'engagea à venir nous consulter, et il s'y décida. Je lui prescrivis le traitement indiqué plus haut, et je badigeonnais moi-même les parties des gencives qui étaient les plus malades avec une éponge trempée dans notre mixture. Les jours suivants, je les badigeonnais alternativement avec la teinture d'iode et la mixture, tantôt affaiblie et tantôt pure. Je conseillais en même temps de l'exercice, un régime végétal et l'usage des ferrugineux. Après deux jours de traitement, l'odeur de l'haleine avait tout à fait disparu ; huit jours plus tard, les gencives n'étaient plus douloureuses, et au bout d'un mois le malade était complètement guéri. Il est reparti pour la province presque aussitôt après sa guérison ; mais nous l'avons revu plusieurs fois depuis, et sa bouche est toujours dans un état très satisfaisant, grâce aux précautions hygiéniques qu'il n'omet plus d'observer. Les maux d'estomac dont souffrait le malade, et qu'il ne savait à quelle cause attribuer, ont également disparu, ce qui démontre bien, une fois de plus encore, l'influence énorme que l'état des dents exerce sur la santé. Nous sommes bien convaincu et nous ne cesserons de répéter que *le plus grand nombre des affections de l'estomac résultent du mauvais état des dents* (1). Nous pourrions citer par milliers les personnes que des médecins nous ont adressées depuis la première édition de cet ouvrage et que nous avons guéries de maladies de l'estomac qui ne reconnaissaient pour cause que l'état de leurs dents ou de leurs gencives. Nous nous bornerons, pour terminer, à citer l'observation suivante :

(1) Les maladies résultant directement ou par action reflexe d'une affection de l'estomac sont elles-mêmes fort nombreuses. Tout récemment encore le docteur Destouche nous racontait l'histoire très curieuse d'un malade devenu hypocondriaque et mélancolique sous l'influence d'un état pathologique de l'estomac causé par l'état de ses dents.

Une jeune dame d'une figure charmante, mariée depuis peu de temps à un de nos artistes les plus en renom, ressentit, après six mois de résidence à Paris, des douleurs vagues dans les gencives, qui bientôt se tuméfièrent et devinrent saignantes. Pensant que cet état disparaîtrait comme il était venu, elle n'essaya pas de le combattre. Un de ses parents lui fit remarquer un jour que son haleine possédait une odeur désagréable. Cette observation la désola. Ne pouvant supposer que cette odeur provenait de ses gencives, elle se crut atteinte d'une maladie de l'estomac. Elle fit partager ses craintes à son médecin, qui la traita pour une gastralgie. Le ramollissement des gencives augmentait cependant chaque jour. Bientôt la mastication devint difficile, les digestions se firent imparfaitement, et la malade, qui maigrissait à vue d'œil, se confirma dans cette croyance qu'elle était atteinte d'une affection quelconque à l'estomac. Personne ne songeait à remonter à la cause de cette série de symptômes, lorsqu'elle vint chez moi pour accompagner une dame de ses amies qui désirait se faire aurifier une dent. Elle raconta son histoire en ma présence. En désespoir de cause elle allait partir pour je ne sais plus quelles eaux d'Allemagne. Je la priai de me laisser inspecter sa bouche, et quand j'eus reconnu l'état de ses gencives et de ses dents, je l'engageai à retarder son voyage de six semaines et à me laisser essayer de la guérir. Bien que doutant du succès, elle accepta. Je la traitais par les moyens indiqués plus haut, et un mois ne s'était pas écoulé qu'elle était complètement guérie. Je l'ai revue, il y a peu de temps, et la fraîcheur de son visage, son air radieux et son embonpoint indiquaient suffisamment qu'elle jouissait de la santé la plus parfaite.

Comme conclusion de ce chapitre, nous ne saurions trop recommander de s'adresser à un dentiste expérimenté et instruit aussitôt que des traces d'inflammation se manifestent sur les gencives ou que du tartre se dépose sur les dents. Au début, ce mal est facilement curable ; quand il est trop avancé, l'art est à peu près désarmé.

CHAPITRE XIV

DES MALADIES DU PÉRIOSTE DENTAIRE ET DES GENCIVES — CAUSES ET TRAITEMENT

Périostite alvéolo-dentaire. — Formes aiguës et formes chroniques. — Suppuration des gencives. Importance et gravité de ce symptôme. — Fluxion des gencives. — Scorbut. — Fongosité des gencives. — Epulides. — Aphtes.

En traitant de l'ébranlement et du déchaussement des dents, nous avons parlé de l'inflammation des gencives. Laissant cette affection de côté, nous allons maintenant nous occuper des affections les plus communes dont elles peuvent être atteintes.

INFLAMMATION DU PÉRIOSTE

En traitant de l'odontalgie, nous avons déjà parlé de l'inflammation du périoste alvéolo-dentaire et de son traitement. Nous en avons également parlé dans le chapitre précédent. Nous nous bornerons donc à y revenir ici en quelques lignes.

La périostite alvéolo-dentaire peut se présenter sous deux formes : à l'état aigu, à l'état chronique.

Sous sa forme aiguë elle est très douloureuse et s'accompagne souvent d'une congestion des téguments, nommée fluxion ; mais elle disparaît facilement et rapidement sous l'influence d'un traitement approprié.

Sous sa forme chronique, la périostite alvéolo-dentaire est beaucoup moins douloureuse, mais en même temps beaucoup plus redoutable.

Il existe une forme de périostite alvéolaire à marche insidieuse, qui ne s'accompagne généralement pas de douleur, et qui peut finir cependant par avoir pour résultat la perte de toutes les dents : un peu de gonflement de la gencive, une suppuration très légère quand on presse la gencive au niveau du collet de la dent, en sont les phénomènes principaux. Bientôt la dent s'ébranle, le bord alvéolaire se résorbe et la dent perdant ses points d'appui finit par tomber. On voit souvent ainsi les dents de toute une rangée de la mâchoire tomber une à une.

La suppuration des gencives est un symptôme qui ne peut laisser aucun doute sur l'existence de cette affection.

Il nous arrive fréquemment de voir se présenter

à notre consultation des malades qui ne présentent aucun symptôme autre qu'une suppuration sans douleur localisée au niveau du collet des dents, et se manifestant aussitôt qu'on vient à comprimer la gencive.

Cette suppuration apparente des gencives est toujours un symptôme grave, car elle indique l'inflammation de la membrane qui tapisse les alvéoles, c'est-à-dire le périoste alvéolo-dentaire.

Le sujet chez lequel on l'observe est menacé non-seulement de perdre la dent malade, mais encore les dents voisines.

Le plus souvent, quand se manifeste la suppuration, le mal est déjà ancien, le périoste plus ou moins épaissi et altéré, et l'inflammation a de la tendance à s'étendre au périoste du maxillaire. Tomes a vu les trois quarts de la mâchoire supérieure se perdre par l'extension d'une inflammation qui avait débuté dans le périoste alvéolo-dentaire d'une seule dent. Nous avons fréquemment vu des cas analogues.

Les causes de cette affection sont assez obscures, elle s'observe chez des individus indemnes de toute diathèse. Il nous a semblé que dans un grand nombre de cas, l'origine du mal pouvait être attribuée à l'irritation du périoste produite par la présence du tartre au niveau de la partie la plus supérieure du collet de la dent. On comprend que, dans ce dernier cas, la première chose à faire soit de détruire la cause du mal, c'est-à-dire d'enlever le tartre accumulé sur la dent.

Le moyen d'y arriver est assez simple, mais exige une certaine habileté manuelle. Il faut passer de petits instruments spéciaux entre la gencive et la dent, et ruginer délicatement cette dernière sur tout son pourtour, de façon à extraire les fragments dont la présence entretiendrait indéfiniment une cause d'irritation et de suppuration.

La circonférence de la dent parfaitement nettoyée, nous introduisons alors entre cette gencive et la dent avec l'extrémité d'une tige de bois très finement taillée, une très petite goutte de chlorure de zinc étendu d'eau, et nous répétons cette opération jusqu'à guérison complète ; cette dernière ne se fait généralement pas attendre plus d'une quinzaine de jours. Au lieu de chlorure de zinc, on peut employer de l'acide phénique, de la teinture d'iode ou du tannin ; mais ces remèdes, beaucoup plus faciles à employer que le chlorure de zinc, sont aussi bien moins efficaces. Nous devons ajouter cependant qu'il faut les plus grandes précautions dans l'emploi du chlorure de zinc ; c'est un remède difficile à manier en raison de ses propriétés toxiques et cautérisantes.

FLUXION DES GENCIVES

Les fluxions sont des engorgements sanguins du tissu cellulaire des gencives provoqués par l'irritation de la pulpe dentaire, du périoste alvéolo-dentaire, ou par le mauvais état des dents. Elles débutent généralement par une rougeur vive accompagnée de douleur et suivie d'un gonflement que termine souvent un abcès.

Il arrive fréquemment que la fluxion des gencives est accompagnée d'une fluxion des joues et de phénomènes inflammatoires assez intenses qui ne durent généralement pas plus de huit jours, à moins que la tumeur ne doive se terminer par une suppuration. Il se forme alors un abcès qui s'ouvrant quelquefois à l'extérieur sur les joues et aussi au voisinage du menton, peut défigurer pour la vie le malade.

Les fluxions des gencives se traitent par les antiphlogistiques, cataplasmes, sangsues, etc. Si un abcès se forme, on l'ouvre aussitôt qu'on y a constaté une fluctuation bien évidente.

Souvent les fluxions ne sont accompagnées d'aucune douleur ni d'aucun symptôme inflammatoire. Elles se terminent presque invariablement alors par la résolution, et n'exigent d'autre traitement que la précaution d'envelopper la partie malade pour y entretenir une douce chaleur.

GINGIGIVITE EXPULSIVE

Ce mot assez impropre de gingigivite expulsive et auquel nous préférons substituer celui d'*alvéolite expulsive,* car la gencive n'a aucune force d'expulsion, indique une maladie fort dangereuse, car elle a pour résultat l'expulsion de la plupart des dents. Ses causes sont fort obscures, mais ses effets très nets. Par suite de l'ossification de l'alvéole, cette dernière chasse pour ainsi dire la dent qu'elle contient qui se trouve ainsi expulsée sans douleur. Souvent les alvéoles suppurent et le pus ronge les racines.

La gingigivite expulsive sous forme suppurante se traite avec assez de succès par les moyens que nous avons indiqués en parlant de la suppuration des gencives, mais la gingigivite produite par obturation de l'alvéole ne connaît guère de remèdes en dehors d'un traitement général.

Nous avons observé cette affection à tout âge, chez l'adulte comme chez le vieillard.

SCORBUT

Le scorbut est une affection générale et non locale, accompagnée le plus souvent d'une altération profonde des gencives. Elle atteint les marins privés de légumes frais, se nourrissant habituellement de viandes salées et placés dans de mauvaises conditions hygiéniques, ainsi que les individus habitant à terre les lieux bas et humides et se nourrissant mal. Le traitement de cette affection, qu'on ne rencontre qu'accidentellement chez les individus vivant dans de bonnes conditions hygiéniques, consiste à combattre les causes qui l'ont déterminée et à faire enlever avec beaucoup de soin le tartre qui, dans cette maladie, surtout dans le scorbut de mer, beaucoup plus grave en général que le scorbut de terre, a une tendance considérable à atteindre jusqu'à l'extrémité des racines. Faisons remarquer en outre que l'état de mollesse, de rougeur, de tuméfaction et de fongosité des gencives est puissamment combattu par l'usage de notre élixir, à condition, bien entendu, que le malade soit soustrait en même temps à la cause qui a engendré la maladie. L'emploi du cresson et du jus de citron est également fort utile. Dans la marine anglaise ce dernier est d'un usage journalier.

FONGOSITÉ DES GENCIVES

Elle a pour caractères la mollesse, la pâleur et le gonflement de ces organes qui saignent au moindre attouchement. Il s'y forme bientôt, entre l'interstice des dents, des végétations charnues dont la surface s'excorie très facilement, et qui peuvent amener des ulcérations dangereuses.

ÉPULIDES

On donne le nom d'épulides à des tumeurs qui se forment sur les gencives dans certains cas mal déterminés. On ne peut se débarrasser souvent de ces tumeurs que par l'excision ou la cautérisation.

Cette affection peut être occasionnée par des causes parmi lesquelles figure souvent le défaut d'entretien des dents. On y remédie facilement en les nettoyant avec soin et en se lavant la bouche après chaque repas, suivant les indications que nous avons déjà données. Des applications de teinture d'iode, de nitrate d'argent et de notre mixture tonifiante nous ont souvent réussi au début du traitement.

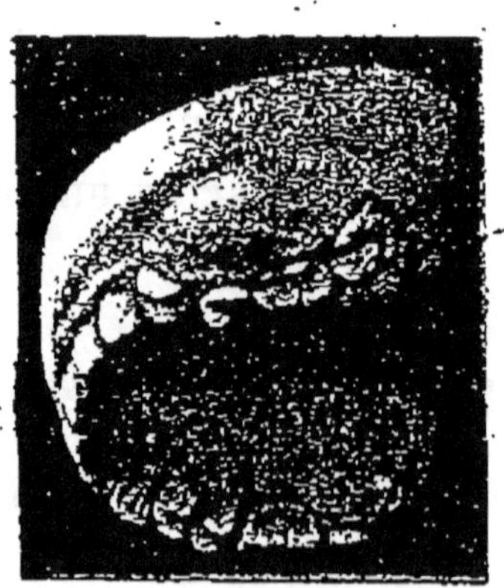

Figure 87. — Exemple d'une tumeur épulide couvrant une partie des dents du côté gauche de la mâchoire supérieure.

La marche des épulides peut quelquefois être très envahissante et former des tumeurs qui recouvrent presque totalement les dents. Leur ablation devient alors une véritable opération chirurgicale.

APHTES

On désigne sous le nom d'aphtes de petites ulcérations blanchâtres qui se développent sur la muqueuse de la bouche. Ils débutent par des vésicules transparentes qui laissent bientôt écouler un liquide clair, et sont remplacés par des ulcérations qui se cicatrisent sans laisser de traces. Cette affection est généralement légère, et le plus souvent il ne vient qu'un aphte à la fois ; mais quelquefois il peut s'en présenter cinq ou six et même beaucoup plus. La bouche et le larynx se trouvent alors envahis, et il en résulte ordinairement un peu de fièvre.

Généralement, les aphtes sont très douloureux : mais ils n'amènent pas d'accidents.

On calme la douleur résultant de la présence des aphtes en les touchant avec un pinceau imbibé de notre baume. Une cuisson un peu vive se manifeste d'abord et est bientôt remplacée par de l'insensibilité. A la suite de ce traitement, l'ulcération disparaît rapidement. Des gargarismes de chlorate de potasse ou la mixture tonifiante Préterre peuvent, dans certains cas, fournir le traitement. Nous avons aussi parfois recours aux cautérisations au nitrate d'argent, au sulfate de cuivre, à l'acide phénique ou au chlorure de zinc.

C'est surtout dans l'enfance et principalement chez les nouveau-nés que se montrent les aphtes. Ils sont communs dans les pays froids et humides.

Les individus vivant dans de mauvaises conditions hygiéniques et ayant, par suite, l'estomac en mauvais état, y sont sujets.

Chez les enfants, l'apparition des aphtes est souvent précédée de symptômes généraux, tels que malaise, fièvre, inappétence, nausées, diarrhées, etc.; ordinairement ils se dissipent assez rapidement. Les apthes sont souvent consécutifs à une maladie de l'estomac, et c'est elle qu'il importe alors de traiter.

Dans tous ces cas, il est indispensable, sous peine de s'exposer à des conséquences funestes, de *consulter,* dès le début, un dentiste expérimenté.

CHAPITRE XV

DES FISTULES DENTAIRES

Leur division en trois classes.— Causes diverses des fistules dentaires. — Elles reconnaissent le plus souvent pour cause une dent plus ou moins atteinte par la carie. — Traitement des fistules dentaires.

On peut, d'après le docteur Collin, diviser les fistules dentaires en trois classes. La première comprend celles où une ouverture du canal laisse pénétrer dans la dent les agents extérieurs, et qui se produisent ordinairement chez les enfants de huit à quinze ans. L'examen attentif de la dent montre que les racines sont saines, mais que la couronne est cariée. Ce qu'il offre de plus remarquable, c'est l'ouverture d'un canal qui traverse la dent jusqu'à l'extrémité de sa racine et permet le passage des corps étrangers.

Dans la seconde classe, il faut ranger les états fistuleux provenant de compression exercée sur le tronc nerveux de la dent de sagesse, qui a peine à sortir de son alvéole ; ces fistules se déclarent chez les individus de seize à vingt-cinq ans.

Enfin, dans la troisième catégorie, il faut ranger les fistules résultant de l'inflammation du périoste alvéolo-dentaire produite par la carie. Il s'écoule par la pression un liquide purulent. Une poche purulente existe à l'extrémité de la racine des dents qui sont douloureuses, ce qui n'avait pas lieu dans les cas précédents. La racine présente souvent un commencement d'exostose.

Nous considérons la carie des dents comme une des causes les plus communes des fistules dentaires.

Lorsque, par suite de la destruction de la partie solide d'une dent, la pulpe dentaire est mise à nu, le nerf devient sensible et les vaisseaux se congestionnent.

Cette congestion sanguine des vaisseaux qui pénètrent dans la dent est ou n'est pas douloureuse ; mais elle a le plus souvent pour résultat la formation d'un abcès, qui siège habituellement au sommet de la racine et qui tend à expulser la dent. Si le pus qu'il contient ne parvient pas à glisser le long des parois de la racine entre l'alvéole et la dent, ou à travers des canaux dentaires, s'ils communiquent avec l'extérieur, il se formera une fistule qui s'ouvrira en un point quelconque de la gencive ou de la joue.

Un fragment de racine, une dent mal plombée, une dent de lait cariée ou qui, tout en étant en bon état, persiste au-delà des limites ordinaires, peuvent provoquer également la formation d'un abcès et d'une fistule. Une dent qui a perdu sa vitalité joue toujours, en effet, le rôle d'un corps étranger que tous les efforts de l'organisme tendent à expulser.

Que de fois n'avons-nous pas eu à traiter des abcès situés au milieu du palais et dont la cause, souvent difficile à diagnostiquer, était simplement une dent malade avec ou sans carie. Dans le dernier cas une certaine opacité de la dent révèle seule l'altération dont elle est le siège.

Il n'est presque pas de jour où nous ne soyons consulté par des personnes ayant des fistules provoquées et entretenues par une des causes souvent méconnues que nous venons d'énumérer.

Le traitement des fistules dentaires varie suivant les causes qui les produisent. Lorsque la cause du mal est supprimée, nons arrivons facilement à fermer le trajet fistuleux en y faisant des injections soit d'iode soit de nitrate d'argent ou de sulfate de zinc. Des injections de notre baume dentaire sont quelquefois fort utiles.

CHAPITRE XVI

DE LA FÉTIDITÉ DE L'HALEINE ET DES MOYENS D'Y REMÉDIER

Causes diverses de la fétidité de l'haleine. — La plus fréquente est le mauvais état des dents ou des gencives. — Traitement de la fétidité de l'haleine. — Emploi du permanganate de potasse et de notre élixir aromatique.

Nous avons cru devoir consacrer un chapitre spécial à l'étude d'une infirmité extrêmement répandue et infiniment gênante pour les individus qui en sont atteints et pour ceux qui vivent avec eux.

La fétidité de l'haleine n'est pas une maladie, mais un symptôme ; c'est la cause qui la produit qu'il importe de traiter : *sublata causa tollitur effectus.*

Il arrive quelquefois, quoique beaucoup plus rarement qu'on ne le pense généralement, que l'odeur de l'haleine provient de l'estomac. Elle a dans ce cas quelque chose d'aigre qui permet d'en reconnaître facilement l'origine. Trois à quatre grammes de bicarbonate de soude pris après chaque repas constituent le remède à employer pour saturer les acides et les gaz qui se développent dans l'estomac. Ce moyen est celui qu'employait habituellement un ancien professeur de la Faculté de Paris, le docteur Piorry, qui a ainsi obtenu des cures merveilleuses et guéri des affections de l'estomac qu'on avait prises pour des cancers. Le charbon y a été également employé avec avantage.

L'usage des eaux alcalines de Vals, sources Victoire et Délicieuse, prolongé pendant quelque temps, nous a parfois donné d'excellents résultats. — Leur usage est plus agréable que l'emploi du bicarbonate de soude. Il faut en faire usage à tous les repas pendant une période de deux mois, puis cesser ensuite pendant un mois et alterner ainsi de deux mois, et, après parfaite guérison, recommencer tous les ans, de préférence au printemps et en été.

La mauvaise odeur de la bouche peut avoir aussi pour cause l'usage habituel du cigare et de la pipe. Dans ce cas elle n'est pas repoussante, mais seulement désagréable pour les personnes qui redoutent l'odeur du tabac. Il est extrêmement facile de l'enlever en se gargarisant avec de l'eau additionnée de notre élixir aromatique. Par ce moyen très simple, combiné avec l'usage de la poudre dentifrice, on évitera en même temps la coloration noirâtre des dents qui résulte de l'usage habituel du tabac.

Mais de toutes les causes de la fétidité de l'haleine, la plus fréquente est le mauvais état des dente et le défaut de soins de la bouche. L'odeur exhalés est alors réellement insupportable. Les personnes qui n'ont pas l'habitude de se rincer la bouche après chaque repas sont exposées à ce grave inconvénient. Les débris d'aliments qui restent entre les dents se décomposent très rapidement, car ils se trouvent dans la bouche sous l'influence de la chaleur et de l'humidité, conditions dans lesquelles la putréfaction se produit le plus facilement.

Cette cause de fétidité de l'haleine est facile à traiter. Il n'y a qu'à observer les soins de propreté que nous avons indiqués au chapitre sur l'hygiène des dents.

L'odeur de l'haleine provient souvent aussi de la présence d'une dent cariée. On la fera promptement disparaître en obturant la dent.

Le mauvais état des gencives est encore une cause de fétidité de l'haleine, quoique moins fréquente que la précédente. Lorsque les gencives sont décollées des dents, le pus qui s'écoule entre elles et les alvéoles est souvent très fétide. Nous avons déjà donné les moyens de traiter les affections des gencives, et nous renvoyons le lecteur au chapitre que nous leur avons consacré.

Nous avons observé que les affections des organes respiratoires sont communes chez les personnes dont l'haleine est généralement fétide. L'air qui passe sur les matières en décomposition contenues dans la bouche s'y altère, et en arrivant aux poumons chargés de miasmes, il y porte le germe de bien des maladies.

Certaines personnes ont l'haleine tellement forte que les moyens habituellement usités ne suffisent pas toujours pour la désinfecter, nous avons alors recours à la formule suivante qui produit, lorsque l'odeur provient de la bouche, un désinfectant instantané.

Eau.	1 litre.
Permanganate de potasse.	10 grammes.

Se gargariser, plusieurs fois par jour, la bouche avec cette solution.

Dans les formulaires, on associe souvent un sirop sucré au permanganate de potasse ; c'est le dépouiller complétement de ses propriétés désinfectantes. Toutes les matières organiques en général, et le sucre en particulier, jouissent en effet de la propriété de réduire le permanganate de potasse en bioxyde de manganèse, qui est absolument sans action.

En dehors des cas spéciaux pour lesquels la formule qui précède est nécessaire, on combattra très facilement la mauvaise odeur de la bouche par l'emploi du produit que nous avons nommé *Elixir aromatique doré pour parfumer l'haleine*. Cet élixir, grâce aux substances désinfectantes qu'il contient, neutralise les mauvaises odeurs, y compris celle du tabac, même dans les cas les plus invétérés et les remplace par un parfum doux et suave. Une cuillerée à café dans un verre d'eau est une dose suffisante.

CHAPITRE XVII

DE L'EXTRACTION DES DENTS ET DES ACCIDENTS QUI PEUVENT EN RÉSULTER

L'extraction des dents est l'opération que les dentistes doivent pratiquer le plus rarement. — Danger de l'extraction des dents par l'ancienne méthode. — La clef de Garangeot et les daviers américains. — Accidents qui peuvent suivre l'extraction des dents : douleurs persistantes, hémorrhagie, etc. — Traitement des hémorrhagies prolongées qui suivent quelquefois l'extraction des dents.

L'extraction des dents est l'opération qui est le plus habituellement pratiquée par les dentistes, tandis que c'est celle qu'ils devraient au contraire exécuter le plus rarement.

Nous poserons en principe qu'il est bien peu de dents qu'un praticien intelligent ne puisse conserver. La perte d'une dent est toujours chose grave en raison des conséquences, et il ne faut procéder à leur extraction qu'à la dernière extrémité.

La plupart des dentistes font encore usage pour

l'extraction des dents de l'instrument appelé *clef de Garengeot*. Malgré les critiques des chirurgiens les plus instruits, cet appareil, le plus barbare des instruments connus, conserve une faveur qu'auraient dû lui faire perdre les accidents qui résultent journellement de son emploi, tels que dents et mâchoires cassées, alvéoles fracturées, gencives écrasées, etc.

Il suffit, pour se rendre compte des inconvénients de la clef de Garengeot, de bien comprendre la disposition de cet instrument.

Il se compose d'un crochet mobile articulé transversalement par une vis à l'extrémité d'une tige d'acier longue de 12 à 15 centimètres environ. La même extrémité présente une sorte de renflement aplati sur ses deux faces latérales, que l'on nomme panneton. A l'autre extrémité de la tige est adapté un manche transversal que l'opérateur tient dans la paume de sa main.

Pour enlever une dent avec cet instrument, on place le panneton sur une des faces du bord gencival et l'extrémité du crochet sur le collet de la dent du côté opposé à celui sur lequel repose le panneton. En imprimant alors à la tige un mouvement de torsion tendant à rapprocher l'extrémité du crochet de la face du panneton qui appuie sur la gencive, la dent se trouve luxée et renversée.

CLEF DE GARENGEOT

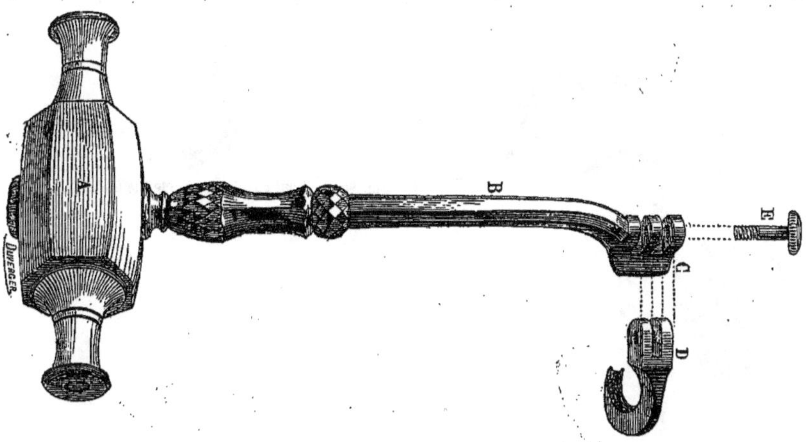

Figure 88. — Premier instrument autrefois employé pour l'extraction des dents.

NOUVEAUX INSTRUMENTS PRÈTERRE POUR L'EXTRACTION DES DENTS

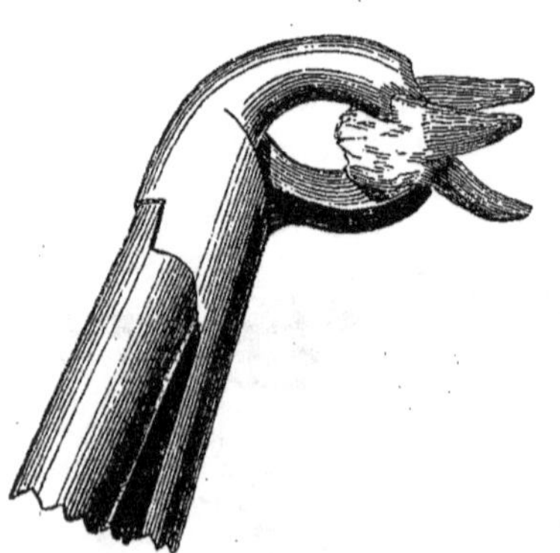

Figure 89.— Davier américain pour l'extraction des dents molaires du bas.

Fig. 90. — Dent cassée par la clef de Garengeot.

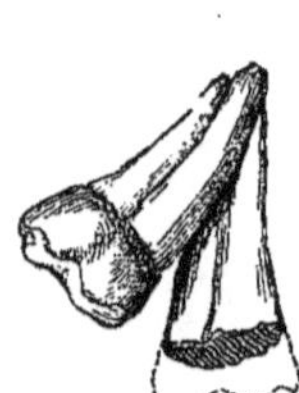

Figure 91.— Deux molaires soudées l'une à l'autre. Difficulté d'opération. Extraction par le davier.

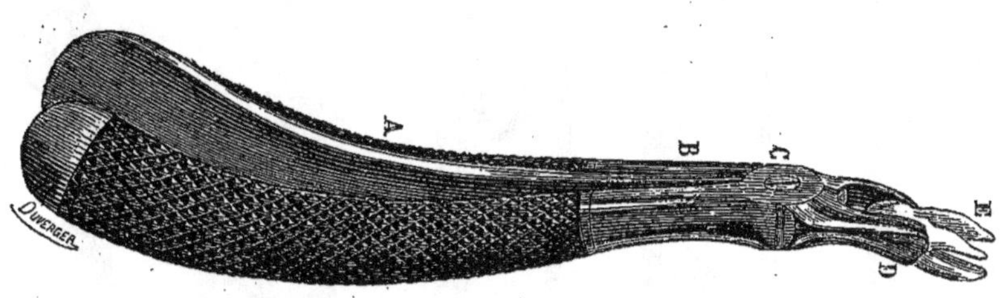

Figure 92. — Davier Préterre pour l'extraction des molaires du haut.

DAVIERS PRÉTERRE POUR L'EXTRACTION DES DENTS

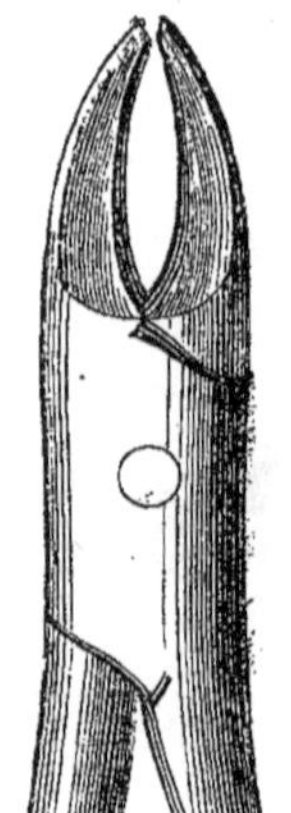
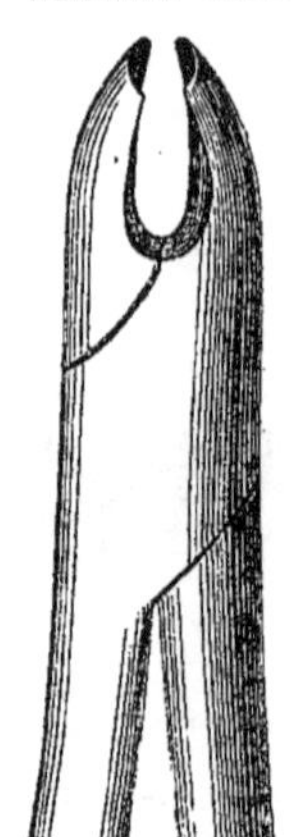
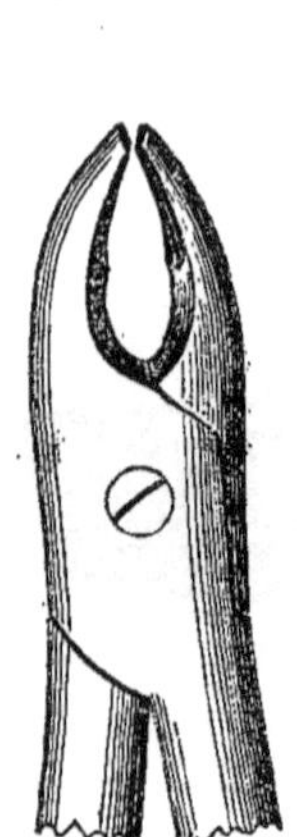
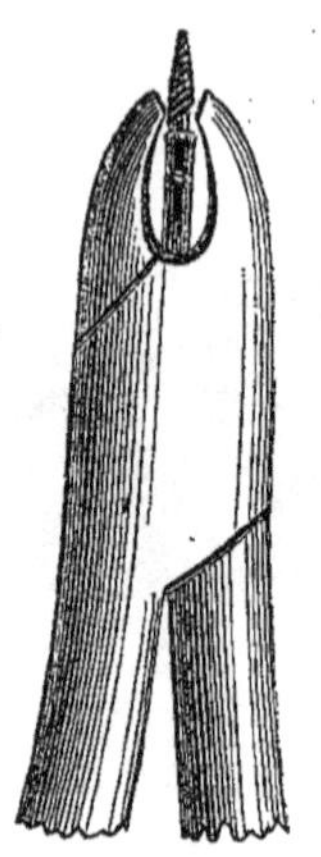
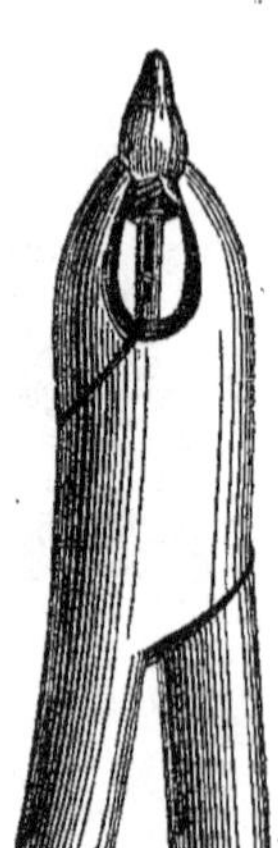

Figures 93 à 97.

Il est facile de comprendre, d'après ce qui précède, que pour faire sortir la dent de son alvéole, il faut l'incliner vers le point d'appui et, par conséquent, lui faire surmonter la résistance de la paroi alvéolaire qui la maintient. Il faut donc que cette paroi cède sur une hauteur proportionnée à la longueur des racines et dans une longueur qu'on ne peut déterminer d'avance. Il en résulte nécessairement une fracture ou tout au moins une meurtrissure très douloureuse de l'alvéole, contrairement à ce qui a lieu avec le davier. Le professeur Malgaigne dit avec raison que la clef de Garengeot doit d'ordinaire briser l'alvéole et que l'habileté consiste à en briser le moins possible.

Ce procédé explique fort bien pourquoi avec l'ancienne méthode on ne pouvait ni n'osait pratiquer l'extraction des dents alors qu'il y avait fluxion ou inflammation des gencives. L'alvéole n'offrant alors aucune résistance, on ne pouvait appuyer sur elle et d'autant moins qu'elle était alors horriblement douloureuse, avec pression.

Cette méthode avait encore ce grand inconvénient, que si on pouvait opérer, on laissait naître de véritables infirmités causées par une longue suppuration, qui souvent détruisait les tissus et occasionnait finalement des difformités irrémédiables.

Avec la nouvelle méthode on extrait les dents en

pleine fluxion, on peut ainsi vider un abcès qui est mûr et le malade se trouve immédiatement guéri. C'est là un des plus importants progrès réalisés dans ces dernières années.

La fracture du bord alvéolaire des dents, très rare avec le nouveau procédé d'extraction, n'est pas généralement grave. Elle peut cependant occasionner quelquefois des inflammations qui se terminent par des abcès laissant des cicatrices disgracieuses; les racines voisines se trouvent en outre dénudées et les dents ébranlées. Il nous est arrivé fréquemment d'observer dans les hôpitaux des fractures du maxillaire dues à la clef de Garangeot ayant déterminé de très graves accidents et quelquefois la mort.

Harris rapporte plusieurs exemples d'extraction d'une dent par des forgerons ayant amené la rupture du maxillaire dont le fragment était resté au bout de l'instrument avec cinq à six dents, au lieu d'une seule que l'opérateur maladroit voulait extraire.

Les accidents qui peuvent résulter de l'extraction des dents sont nombreux, et il n'est pas inutile d'en énumérer quelques-uns pour montrer que cette opération, qu'on abandonne généralement au premier venu, ne devrait être pratiquée que par un opérateur habile.

Voici quelques-uns de ces accidents :

Fracture de la dent, fracture et luxation des dents voisines, fracture des alvéoles, déchirure des tissus maxillaires, luxation de la mâchoire, déchirure des lèvres, de la langue, des joues; fluxion avec névralgie, chute des dents dans les voies aériennes et digestives, douleurs persistantes après l'extraction, hémorrhagies prolongées.

Ces deux derniers accidents n'étant pas très rares, nous en dirons quelques mots.

Ce n'est qu'au moyen de pinces à mors nommées *daviers américains*, importées d'Amérique, qu'on peut extraire les dents sans danger. Leur forme varie suivant celle des dents à extraire.

Pour faire usage du davier, on l'applique au niveau du collet de la dent et on lui imprime un mouvement de rotation autour de l'axe de celle-ci, qu'on extrait ensuite en tournant l'instrument à droite et à gauche, sans prendre de point d'appui sur la gencive.

Les racines des dents s'enlèvent également avec nos daviers. On trouvera dans notre journal *l'Art dentaire*, revue mensuelle de chirurgie et de prothèse dentaires, des articles très détaillés sur les daviers américains. Nous croyons être le premier en France qui les ayons fait connaître d'une façon aussi complète.

Répétons, pour terminer ce qui a trait à l'extraction des dents, que l'avulsion de ces organes est une opération extrême à laquelle il ne faut avoir recours que fort rarement : sur 100 dents qu'on enlève, 95 pourraient certainement être conservées. Un dentiste qui connaît toutes les ressources de son art guérit les dents malades et ne les extrait pas.

Il n'est pas rare de voir après l'extraction d'une dent douloureuse le patient continuer à éprouver la même douleur.

Cet effet singulier étonne et effraie le malade et souvent aussi le dentiste qui a fait l'opération. Voici comment nous pensons pouvoir l'expliquer :

Les dents qui donnent de la douleur après les extractions sont généralement des dents gâtées depuis longtemps ou plombées mal à propos et dont les gencives et le périoste alvéolo-dentaire sont enflammés.

Lorsqu'une dent saine ou gâtée depuis peu de temps, ou dont la carie, bien qu'ancienne, est peu profonde, est extraite, sa racine se sépare nettement et sans déchirure du périoste qui tapisse l'alvéole, et la douleur cesse après l'extraction. Si au contraire cette dent se trouve dans le cas que nous venons d'examiner, c'est-à-dire si la carie dont elle est atteinte a déterminé l'inflammation du périoste alvéolo-dentaire, ce périoste enflammé se déchire facilement, et la déchirure détermine une douleur qui persiste après l'extraction de la dent, diminue progressivement, mais ne se dissipe souvent qu'au bout de quelques heures. Ajoutons aussi qne l'extraction d'une dent brise quelquefois un peu l'alvéole, dont une esquille peut rester emprisonnée dans la gencive et y déterminer de la douleur.

Quant aux hémorrhagies qui se prolongent longtemps après l'extraction, elles sont fort rares avec les procédés nouveaux d'extraction, et on peut toujours les arrêter. Nous n'avons jamais, dans notre longue pratique, observé un seul cas où nous nous soyons trouvé dans l'impossibilité d'arrêter l'hémorrhagie produite par l'extraction d'une dent.

L'observation suivante, que nous avons publiée dans notre journal *l'Art dentaire*, prouve que dans les cas les plus difficiles il est toujours possible d'arrêter l'hémorrhagie produite par l'extraction d'une dent. Nous aurions pu multiplier beaucoup les observations analogues, mais nous avons pensé qu'il était préférable de n'en choisir qu'une parfaitement typique.

Hémorrhagie dentaire chez un vieillard âgé de quatre-vingt-trois ans. — Insuccès des hémostatiques. — Refus du malade de laisser employer le fer rouge. — Compression digitale pratiquée pendant dix heures. — Guérison.

Nous avons été appelé, il y a quelques années,

chez M. X..., vieillard octogénaire des environs de Poissy, pour être consulté sur l'opportunité de la pose d'un dentier. Toutes les alvéoles de la mâchoire supérieure étaient complètement résorbées, et une seule dent, une incisive, à peine adhérente à la gencive, existait encore. Nous pensâmes que la pose d'un dentier ne souffrirait aucun obstacle, et nous proposâmes l'extraction de la seule dent restante, ce qui fut accepté. L'extraction fut faite immédiatement, sans autre instrument que notre doigt indicateur, et elle ne produisit aucune douleur. L'opéré se mit quelques instants après à table et nous retint à dîner.

Au moment de nous séparer, M. X... s'aperçut que sa bouche se remplissait de sang. Nous envoyâmes de suite chercher divers hémostatiques que nous appliquâmes avec un peu de charpie sur la petite ouverture laissée par l'extraction de la dent. L'effet fut nul, et malgré tous nos efforts l'hémorrhagie continua. Nous proposâmes la cautérisation au fer rouge, que le malade repoussa énergiquement; il se refusa même à continuer l'emploi de ces hémostatiques, qui lui desséchaient l'arrière-bouche et la gorge sans avantage.

L'hémorrhagie ne s'arrêtant pas, nous résolûmes d'avoir recours à la compression digitale, que nous pratiquâmes de façon à obturer complètement le trou laissé par la dent. Aidé par la fille du malade, nous pratiquâmes la compression toute la nuit. Vers sept heures du matin, toute crainte de récidive de l'hémorrhagie avait complètement disparu : la santé est depuis restée excellente, et nous avons posé au malade un dentier qui lui a rendu, suivant ses propres expressions, une seconde jeunesse.

Pour terminer ce qui concerne les hémorrhagies dentaires sérieuses, nous répétons qu'elles sont fort rares avec les nouvelles méthodes d'extraction. Lorsqu'elles se présentent, nous nous en rendons facilement maître en introduisant dans la cavité alvéolaire une petite boulette de coton imprégnée de perchlorure de fer ou d'alun pilé mélangé de tannin. Ce n'est que chez certains sujets, les diabétiques notamment, que ce moyen ne suffit pas toujours. Le tamponnement avec un petit bouchon ayant la forme de l'alvéole est souvent chez eux nécessaire.

Dans les cas particulièrement difficiles, nous opérons de la manière suivante :

Nous commençons par prendre, avec de la cire, une véritable empreinte de l'alvéole et nous reproduisons exactement la dent avec ses racines. Nous laissons refroidir la cire dans la cavité, après avoir eu soin de faire jouer l'articulation maxillaire de façon à presser sur la cire, soit au moyen de la dent correspondante si elle existe, soit, à défaut, au moyen de la gencive. Nous sortons ce moulage lorsqu'il est refroidi et nous grattons légèrement les racines de cette dent de cire. Puis nous réchauffons légèrement ces racines, et nous y faisons adhérer une très légère couche de soie de coton, afin de former une sorte de duvet velouté. Nous l'humectons ensuite d'eau et nous la trempons dans un mélange de poudre d'alun et de tannin. Nous la replaçons alors avec soin dans l'alvéole dont elle occupe toute la cavité. L'effet est habituellement immédiat.

Nous croyons être autorisé, par notre longue expérience, à recommander cette méthode de traitement dans les hémorrhagies dentaires persistantes. Nous pouvons assurer que s'il y a insuccès on devra l'attribuer à l'absence des précautions minutieuses indispensables dans l'application du procédé, qui demande une précision très grande, mais qu'on est en droit d'exiger d'un dentiste instruit. L'opération étant bien réussie l'obturation de la cavité de l'alvéole est parfaite, ce qui n'arrive jamais avec les tampons de charpie, de cire ou de gutta-percha employés jusqu'à ce jour. Dans cette précision seule est tout le secret de la réussite.

Nous avons également employé dans certains cas le coton hémostatique qui nous donne de très bons résultats, nous obturons littéralement les alvéoles dégarnies et saignantes, puis nous établissons une pression et l'hémorrhagie s'arrête presque toujours, sans avoir les graves inconvénients du perchlorure de fer qui noircit horriblement la bouche et les dents et ne réussit pas toujours.

CHAPITRE XVIII

DE LA SUPPRESSION DE LA DOULEUR PENDANT L'EXTRACTION DES DENTS PAR LE PROTOXYDE D'AZOTE ET AU MOYEN DES AUTRES AGENTS ANESTHÉSIQUES.

Introduction du protoxyde d'azote en Europe par l'auteur de cet ouvrage.— Liste des médecins devant lesquels nous avons fait des opérations avec le protoxyde d'azote. — Propriétés du protoxyde d'azote. — Sa préparation. — Rapidité et innocuité absolue de l'anesthésie produite par le protoxyde d'azote.—Emploi du protoxyde liquéfié.

Jusqu'à ces dernières années, on ne connaissait en France d'autre moyen de supprimer la douleur pendant l'extraction des dents que l'anesthésie par le chloroforme ou l'éther; mais les cas de mort produits par ces deux substances, entre les mains des plus habiles, avaient jeté l'épouvante dans le public. Un nouvel anesthésique était à rechercher. Nous l'avons trouvé dans le protoxyde d'azote, que nous avons introduit en Europe, où il était absolument inconnu comme anesthésique avant nos travaux. Au moyen du protoxyde d'azote ou gaz hilarant, nous pratiquons, sans douleur ni danger, toutes les opérations dentaires.

Le public médical et la presse tout entière ont accueilli de la façon la plus bienveillante nos travaux sur ce nouvel anesthésique. Nous avions à peine fait connaître nos expériences à l'Académie des sciences et à l'Académie de médecine, que la plupart des médecins et des chirurgiens des hôpitaux nous priaient de vouloir bien les répéter devant eux.

Partout elles ont admirablement réussi, et il a été bien vite reconnu que le protoxyde d'azote est un merveilleux anesthésique, bien préférable à l'éther et au chloroforme par la rapidité de son action et par son innocuité absolue.

Nos expériences ont été répétées dans tous les hôpitaux de Paris, devant un public nombreux. Il serait trop long de relater toutes les opérations qui ont été faites sur des individus placés sous l'influence du protoxyde d'azote. Afin cependant de montrer au public avec quel empressement ont été accueillies nos expériences, nous allons donner les noms de quelques-uns des chirurgiens qui les ont répétées et des hôpitaux où elles ont été faites.

Noms des Médecins devant lesquels nous avons opéré et Hôpitaux dans lesquels nous avons pratiqué des opérations avec le protoxyde d'azote.

PÉAN	Ongle incarné (*Saint-Louis*).
Professeur VELPEAU . . .	Ouverture d'un large abcès (*Charité*).
Professeur DOLBEAU . . .	Opérations sur le sein (*Hôtel-Dieu*).
Professeur Benjamin ANGER	Incision profonde (*Lariboisière*)
MAISONNEUVE	Ongle incarné (*Idem*).
VOILLEMIER	Deux cautérisations profondes au fer rouge, d'une tumeur cancéreuse, et opération du phimosis (*Saint-Louis*).
Professeur GUÉRIN	Ouverture d'un panaris (*Saint-Louis*).
Professeur BROCA	Ouverture d'abcès profonds situés à la face interne de la jambe. Ouverture d'un kyste synovial de la face dorsale du poignet (*Saint-Antoine*).
FOUCHER	Incision de plusieurs tumeurs chez une jeune fille (*Saint-Antoine*).
RICHARD	Opérations sur les seins (*Beaujon*).
SAINT-GERMAIN	Phimosis (*Midi*).
VERNEUIL.	Fistule à l'anus (*Lariboisière*).
FOLLIN.	Phimosis (*Cochin*).
Professeur RICHET	Ouverture d'un panaris (*Pitié*).
Professeur GOSSELIN . . .	Ouverture d'abcès, etc. (*Idem*).
GIRAUD-TEULON	Dilatation d'une fistule lacrymale (*H. des Cliniques*).
BLACHE	Extractions et cautérisation (*H. des Enfants*).
Professeur LEGOUEST . . .	Diverses opérations (*H. du Val-de-Grâce*).
Professeur LABBÉ	Résection du gros orteil (*Beaujon*).
BLANCHARD	Extractions.

Opérations pratiquées dans notre cabinet.

Le professeur NÉLATON (de l'Institut).	Administré le protoxyde d'azote à une dame nerveuse, pour une tumeur à la joue.
Le professeur RICORD (ex-président de l'Académie de médecine).	Plusieurs extractions.

Professeur GAUJOT	Diverses petites opérations.
Professeur SPILLMANN . .	Diverses petites opérations.
CAMPBELL	Extraction chez des femmes enceintes.
Le professeur Jules CLOQUET (de l'Institut).	Extraction de deux grosses molaires ayant déterminé la formation d'abcès multiples à la face externe du menton, et extraction d'une grosse molaire chez un individu redoutant tellement la douleur qu'il était venu de Madrid pour se faire opérer.
Le professeur CRUVEILHIER.	Extraction de deux dents molaires chez une dame extrêmement nerveuse.
Professeur Dr MARION SIMS.	Extraction de trois dents chez une jeune dame que l'on n'avait pu réussir à endormir avec le chloroforme et l'éther.
Dr HÉRARD, médecin de l'Hôtel-Dieu.	Extraction de deux dents ayant déterminé une énorme fluxion qui rendait très difficile l'ouverture de la bouche.
Le professeur BOUCHUT . .	Extractions dentaires.
MILNE-EDWARDS (de l'Institut)	Deux extractions.
PÉLIGOT (de l'Institut). . .	Extraction d'une canine.
SERRET (de l'Institut) . . .	Extraction.
LEROY DE MÉRICOURT, médecin en chef de la marine.	Extraction de deux dents chez un jeune homme. Administré le gaz à une personne très nerveuse, pour calmer ses crises. Le succès a été complet.
Dr BERGERON, médecin des hôpitaux.	Extirpation de deux dents de sagesse ayant produit plusieurs abcès.
Le professeur GUENEAU DE MUSSY, médecin des hôpitaux.	Trépanation dentaire.
Dr MICHEL LÉVY, directeur du Val-de-Grâce.	Rupture d'ankylose.
Dr DESMARES	Extraction de six racines et de plusieurs molaires. Cautérisation et avulsion de dents.
M. BERTRAND (de l'Institut).	Extirpation de nerfs dentaires.

Dr Lhéritier, ex-médecin de l'Empereur.	Extirpation de nerfs dentaires.
M. Georges Ville, professeur au Museum d'histoire naturelle de Paris.	Extraction de deux racines.
Saulcy (de l'Institut) . . .	Extractions.
Piorry, professeur de clinique à la Faculté de Médecine de Paris.	Hernie étranglée.
Magne.	Iridectomie.
Paul Bert, professeur à la Sorbonne, et Léon Labbé, chirurgien des hôpitaux.	Diverses opérations avec le protoxyde d'azote sous pression suivant la méthode de M. Paul Bert.
Dr Galezowski	Opérations sur les yeux.
Wurtz, professeur à la Faculté de médecine.	Extraction.

L'énumération complète des opérations que nous avons pratiquées étant trop longue, nous nous bornerons à ajouter à notre tableau la liste alphabétique de quelques-uns des médecins non précédemment cités devant lesquels nous avons opéré :

MM.

Aassanis, Aubergier, Auburtin, Ancona, Anger, Apostoli, Arlys, Braud, Bertaulles, Baldou, Brulé, Blondeau, Blanchard, Béni-Barbe, Béraud, Beylard, Baudin, Boutin de Beauregard, Bourgeois, Belit. Berthiot, Bihorel, Bastin, Bricheteau, Berger (Paul), Brochin, Blandin, Beuve, Blanche, Beziel, Boutet, Bonnefous, Brault (de Nevers), Baizeau, Bonnecaze, Boureau, Bienfait, Blin, Bouchardat, Botrel, Baratgin, Béru, Brouardel, Bennett, Cabanellas, Calvo, Crétin, Carbonnel, Carnet, Chabory-Bertrand, Catellier, Cléret, pharmacien, Corlieu, Cramoisy, Couriard (de St-Pétersbourg), Campardou, Chapelle (d'Angoulême, a pris du gaz pour dissiper une migraine), Chapuis, Cattin, Chenu, Cluzeau, Coizeau, Courserand, Chairon, Champouillon, Curie, Chairou, Chaix, Cahours, de Cazal, Churchill (de Londres), Chateau, Collin, Camuset, Chaigneau, Cayron, Claudot, Cousin, Challier, Carpentier, Clément. Campion, Cahen, Combault, Chassaignac, Dubois, Debout fils, Dupuy, Dumoutier, Delore, Doyon (de Lyon), Dumontpallier, Doré, ex-préparateur à l'École polytechnique, Dupierris père et fils, Deroy, Dupré, Dusseris, Danet, Dubois (Emile), d'Echerac, Délit, Descroizille, Desarènes, Dally, Desormeaux, Danet, Duval, Durand, Delannoy, Delcominète, Delineau, Dagron, Delapierre, Delpech, Duplay, Depaul, Debove, Darenberg, Daupley, Delpiaz,

Dupouy, Duportal, d'Alvarez, de la Plagne, Declat, Ehrhard, Edward, Forget, A. Ferrand, Fauvel, Fournier (Alphonse(, Féréol, Franço, Finot, Fleury, Foucaud, Frémy, Fattet, Fiévet, Fagard, Gent, Gaume, Gauran, Grange, Galezoswki, Galezoswki neveu, Gaujot, professeur, Géry, Gélinau, Gombault, Guyot, Herschell, Huet, Hatton, Halléguen, Hervé de Lavaur, Hurst, Hillaret, Hardy, Hévia, Houzé de l'Aulnoit, professeur à la Faculté de Lille, Hottot, Hurst, Issartier, Jadelot, Jeannel, Jourdannet, Julien (de New-York), Jousset, Jolivet, Joly, Jarjavay, Japhet, Janet, Kohn, Keller, Kohly, Legrand du Saulle, Labrevoit, Gustave le Bon, président de la Société de médecine pratique de Paris, l'Eguillou, professeur Legouest, Letellier, Leuduger (de Saint-Brieuc), Lachapelle (Ernest), Lebreton, Le Clerc, Lombard, Lornes, Lanoix, Le Grifs, Lapra, Lamarre, Leconiat, Laguerre, Lacronique, Lannelongue, Legrand (Maximin), Lowe, Lallemand, Leboucher, Lallier, l'Epine, Leneveu, Landrin, Liégeard, Leroux, Lepère, Lelièvre, Letort, Lambert, Léon Lefort, Lotte, Lepautonnier, Large, Monod, Morin, Morpain, Moity, Moutier, Magne, Mallez, Mougeot, Millard, Mayer, Moser, Michel (Edouard), Miramont, Millard, Maunoury, Montier, Maréchal, Michaux, Mauriac, Mervy, Monier, Minière, Mériot, Morel, Mouchet, Montagard, Menard, Mialhe, Nord, Neudin de Condé, Noack, Nitard-Ricord, Naquet, Noel, Nicolas, Normand-Dufié, Ovion, Ozanam, O'Korke, Onimus, Ormières, Paul Possoz, Pillon, Poggiol, Pietra-Santa, Portefaix, Parthenay, Prat, Portalier, Pasquier, Pallier, Péan, Paris, Prat, Périn, Pinel, Parmentier, Pernelle, Quarante, Robillard, Rivoli, Renucci, à Blois, Raymond, Raynaud, Rousseau, Roubaud, Roccas, Roustan, Rossignol; Royer, Rochet, Serveaux, Sales-Girons, professeur, de Seynes, Sottas, Sichel, Spilmann, Simon, Triana, Théodorakis (Athènes-Grèce), Thulié, Tripier, Verliac, Voury, Vargas-Parèdes, Valenzuela, Valmont, Love-Zayas (Havane), Zarrigo, etc., etc.

Nous pensons que nos lecteurs liront avec intérêt quelques détails sur les propriétés du protoxyde d'azote, extraits de la huitième édition de la brochure que nous avons publiée sur ce gaz.

Le protoxyde d'azote, nommé aussi gaz hilarant, en raison de l'action particulière qu'il exerce sur l'homme, est un corps gazeux à la température et à la pression ordinaire. Il est incolore et inodore, d'une saveur légèrement sucrée. Sa densité est de 1,52, celle de l'air prise pour unité. A une température de 100° au-dessous de zéro, il se solidifie ; sous une pression de 30 atmosphères à la température de zéro, il se liquéfie et possède alors une température inférieure à 90° au-dessous de zéro. Dans cet état, il désorganise les tissus comme le ferait un fer rouge.

Le protoxyde d'azote n'existe pas dans la nature : la découverte en a été faite en 1776 par Priestley. On le prépare en décomposant l'azote d'ammoniaque par la chaleur. Sous l'influence d'une température élevée, les principes renfermés dans ce sel se décomposent et se convertissent en eau et protoxyde d'azote, ainsi que l'indique l'équation suivante :

$$Az H^3, HO, Az O^5 = 2 Az O + 4 HO.$$

L'opération se fait en introduisant de l'azotate d'ammoniaque dans une petite cornue qu'on chauffe modérément avec une lampe ; le gaz qui se dégage est recueilli sur l'eau ou le mercure. Il importe de ne pas chauffer trop fortement l'azotate d'ammoniaque, d'abord parce que le dégagement du gaz pourrait être trop rapide et produire une explosion, ensuite parce qu'il pourrait aussi se dégager une certaine quantité d'ammoniaque non décomposée ou de bioxyde d'azote résultant de la décomposition

ANESTHÉSIE PAR LE PROTOXYDE D'AZOTE

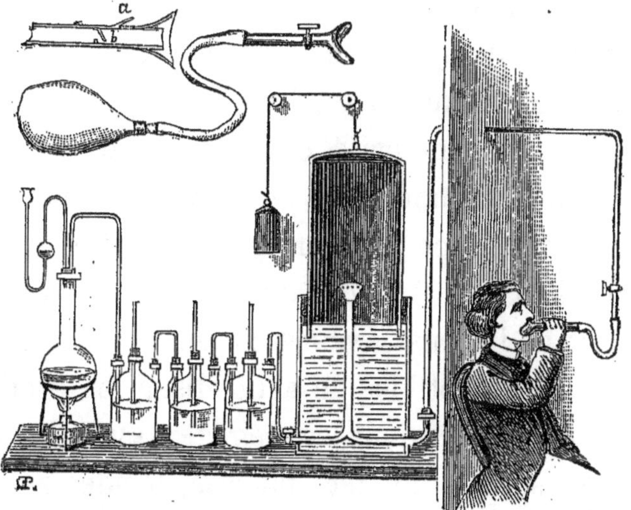

Figure 98. — Appareil Préterre pour produire le protoxyde d'azote et l'administrer.

incomplète de l'acide azotique. Le gaz ainsi obtenu serait irrespirable.

Pour obtenir dans un état de pureté absolue de grandes quantités de protoxyde d'azote, nous avons fait construire et installer dans notre laboratoire des appareils que nous avons successivement perfectionnés, et qui nous permettent d'obtenir à volonté de très grandes quantités de gaz. En voici la description abrégée :

Dans un ballon chauffé au moyen d'une lampe à gaz (1), disposé de façon à permettre de mesurer avec précision l'intensité de la flamme, on place du nitrate d'ammoniaque *parfaitement pur* et on chauffe modérément, condition essentielle pour avoir de bon gaz. Le gaz qui se dégage traverse une série de flacons laveurs contenant des agents chimiques susceptibles de neutraliser les produits impurs qui pourraient se dégager avec lui (eau distillée, sulfate de fer, potasse, acide sulfurique, etc.).

Ainsi purifié, le gaz arrive dans un gazomètre à

(1) Pour rendre parfaite la préparation du protoxyde, nous avons imaginé une lampe disposée de telle façon, que c'est le dégagement du gaz lui-même qui règle l'intensité de la flamme. On est sûr, par ce moyen, d'éviter de trop chauffer le ballon contenant le nitrate d'ammoniaque, et on est préservé de toute explosion.

cloche en fer blanc d'environ 400 litres de capacité. Nous avons préféré le gazomètre à cloche à celui de Mitscherlich, généralement en usage dans les laboratoires, parce que toutes les fois qu'on a vidé le gaz que contient ce dernier, il faut le remplir d'eau, manœuvre très fatigante quand on opère sur des volumes considérables. Avec le gazomètre à cloche, la même quantité d'eau sert indéfiniment. De plus, le protoxyde d'azote étant soluble dans l'eau, on en perdrait de grandes quantités à chaque opération si l'on ne se servait pas d'un liquide qui en soit saturé. A ce gazomètre, nous en avons ajouté deux autres de 300 litres de capacité, que nous nommons gazomètres de *condensation*, dans lesquels nous laissons séjourner le gaz pendant longtemps avant d'en faire usage. Toutes les matières volatiles qu'il a pu entraîner s'y déposent.

Lorsque nous voulons soumettre une personne à l'action du protoxyde d'azote, nous appliquons sur sa bouche une embouchure mise en communication par un tube en caoutchouc, soit avec les gazomètres installés dans notre laboratoire, soit avec un sac rempli de gaz. L'embouchure dont nous faisons usage, et qui est de notre invention, est construite de façon à permettre de mélanger une certaine quantité d'air avec le protoxyde d'azote et à rejeter au dehors le gaz expiré, au lieu de le renvoyer dans l'appareil.

N'oublions pas d'ajouter que le gaz, pour être absolument pur, doit avoir été préparé par un excellent chimiste, et que l'opération doit être pratiquée par une main habile, car la rapidité est une condition indispensable du succès.

L'anesthésie produite par le protoxyde d'azote est extrêmement rapide ; après une à deux minutes au plus elle est obtenue. Elle dure en général une à trois minutes environ, temps parfaitement suffisant pour pratiquer une petite opération (ongle incarné, dents, abcès, etc.). En prolongeant les inspirations du gaz on obtient facilement la prolongation de l'anesthésie. En Amérique, les chirurgiens en sont arrivés maintenant à pratiquer toute sorte d'opérations chirurgicales, amputations, accouchement, etc. avec le protoxyde d'azote. Ils ont reconnu qu'avec des moyens spéciaux, un individu pouvait être placé sans inconvénient pendant plus de quarante minutes sous l'influence du protoxyde d'azote (1).

Le protoxyde d'azote est un agent précieux qui depuis nos travaux a été adopté en France pour les petites opérations chirurgicales et surtout pour l'ex-

(1) Voyez, à ce sujet, les articles que nous avons publiés dans *l'Art dentaire*.

traction des dents. On hésite souvent, et avec raison, à soumettre un malade à l'action de l'éther ou du chloroforme pour une petite opération telle que celle de l'ongle incarné, l'extraction d'une dent, l'ouverture d'un abcès, etc., car on sait que l'anesthésie produite par ces substances a souvent été suivie de mort. Le protoxyde d'azote ne présente au contraire, quand on l'emploie parfaitement pur, aucun danger. A l'époque où on a commencé à l'étudier, c'est-à-dire il y a plus de soixante ans, des milliers d'individus l'ont respiré sans inconvénient. Il ne s'est produit des accidents que lorsqu'on respirait du gaz impur. Nous avons respiré plusieurs centaines de fois le protoxyde d'azote sans en être nullement incommodé ; il en a été de même chez les 28,000 personnes auxquelles nous l'avons administré.

Depuis la dernière édition de cet ouvrage, le protoxyde d'azote a été l'objet de travaux importants que nos lecteurs trouveront exposés dans la huitième édition de notre mémoire sur le protoxyde d'azote. Nous ne parlerons pas ici de l'emploi de ce gaz sous pression suivant la méthode de M. Paul Bert, parce que si ce procédé est excellent pour les grandes opérations chirurgicales, il ne présente aucun intérêt pour l'extraction des dents ; mais nous ne saurions passer sous silence une nouvelle méthode d'emploi du protoxyde d'azote, dont le lecteur trouvera tous les détails dans notre mémoire et qui a rendu l'administration de ce gaz aussi pratique pour les dentistes que pouvait l'être l'usage du chloroforme ou d'un anesthésique liquide quelconque. Nous voulons parler de l'emploi du protoxyde d'azote liquéfié.

L'importance qu'a prise le protoxyde d'azote dans ces dernières années depuis nos recherches est devenue telle qu'il existe aujourd'hui plusieurs usines qui livrent le gaz à l'état liquide, c'est-à-dire sous une forme aussi portative que l'éther et le chloroforme.

Le protoxyde d'azote, comme tous les gaz connus, possède la propriété de se liquéfier sous l'influence du froid ou de la pression, et dans cet état il occupe un volume inversement proportionnel à sa pression, c'est-à-dire très faible, parce que la pression nécessaire pour le liquéfier est très grande.

Le protoxyde d'azote liquide reprend rapidement l'état gazeux quand il est exposé à l'air libre.

Si on plonge un thermomètre dans un vase contenant du protoxyde d'azote liquide, l'instrument s'abaisse rapidement à 90 centigrades au-dessous de 0.

Si on jette du mercure dans un vase contenant du protoxyde d'azote liquide, ce métal se solidifie aussitôt et prend la consistance et la ténacité de l'argent en barre. Si au lieu de mercure on plonge dans le liquide un fil de métal, celui-ci produit un bruit analogue au sifflement que fait entendre un fer rouge au contact de l'eau.

Le protoxyde d'azote liquide conserve en partie les propriétés du protoxyde d'azote gazeux. Comme lui, il entretient la combustion des corps. En jetant un charbon allumé dans un vase contenant du protoxyde d'azote liquide, ce charbon brûle avec un vif éclat.

Le protoxyde d'azote peut être, comme nous l'avons vu, liquéfié de deux façons : par la pression et par le froid. A la température de 15 degrés au-dessus de 0, une pression de 50 atmosphères, c'est-à-dire une pression égale au poids d'une colonne d'eau 6 à 7 fois plus haute que le Panthéon, est nécessaire pour le liquéfier. A une température de 110° au-dessous de 0, il se liquéfie sous la pression de l'atmosphère.

La fabrication du protoxyde d'azote liquide, qui était fort difficile il y a quelques années, est devenue tout à fait industrielle aujourd'hui.

La compression du protoxyde d'azote s'obtient au moyen d'une pompe à 3 pistons agissant l'un après l'autre ; la pompe est mise en mouvement par une machine de 3 chevaux.

La liquéfaction se fait entre 65 et 70 atmosphères, mais lorsque le gaz est refroidi, la pression descend à 50 environ.

Afin de pouvoir opérer facilement en ville, nous avons fait construire des bouteilles de capacité restreinte et ne contenant que la quantité de gaz nécessaire pour quelques opérations ; elle est contenue, avec le sac de caoutchouc et les ustensiles nécessaires, dans un petit sac du volume d'une trousse à amputation. Rien n'est plus simple et plus pratique que ce mode d'emploi du protoxyde d'azote et nous avons la persuasion que son emploi, vu la facilité de se procurer le protoxyde liquéfié dans le commerce, se généralisera rapidement. Le protoxyde d'azote à l'état liquide constitue le procédé d'emploi de ce gaz le plus simple et le plus pratique auquel puissent recourir les dentistes.

Nous pouvons résumer tout ce qui précède, en disant que le protoxyde d'azote présente, au double point de vue de la commodité et de l'innocuité, une supériorité incontestable sur tous les autres anesthésiques. Nous n'en connaissons aucun qui puisse lui être comparé. Il est infiniment supérieur aux anesthésiques généraux, tels que l'éther et le chloroforme, et aux anesthésiques locaux (1), tels que l'électricité et la réfrigération

(1) Rappelons que les anesthésiques locaux sont ceux qui

avec l'appareil de Richardson. Nous n'employons ces derniers procédés, efficaces quelquefois, mais peu commodes, que pour satisfaire les exigences de ceux de nos clients qui sont assez pusillanimes pour craindre d'être endormis. Dans tous les cas, toutes nos opérations sont actuellement pratiquées sans douleur pour le patient.

n'agissent que sur la partie à insensibiliser sans produire le sommeil.

On trouvera dans la dernière édition de notre mémoire sur le protoxyde d'azote un exposé complet de toutes les méthodes d'anesthésie générale ou locale connues jusqu'à ce our.

CHAPITRE XIX

DES DENTS ET PIÈCES ARTIFICIELLES

Les dents artificielles dans l'antiquité. — Substances dont peuvent se composer les dents artificielles.— Dents humaines. — Dents d'hippopotame. — Dents naturelles. — Substances dont est composée la base des dentiers : vulcanite, celluloïde, etc. — Gencive continue. — Pièces à pont sans plaque sur le palais.— Pose des pièces artificielles. — Moyens divers employés pour les faire tenir. — Dentiers à succion. — Soins qu'ils exigent. — Durée de la gêne que produit la pose d'un dentier. — Soins journaliers des pièces artificielles. — Dents à pivot. — Leur importance et leur utilité.

Dans le premier chapitre de cet ouvrage nous avons parlé de l'importance des dents et des effets de leur absence sur les maladies de l'estomac. La perte de plusieurs dents ayant une influence considérable non seulement sur la santé, mais encore sur la beauté, il est absolument nécessaire de faire remplacer les dents naturelles perdues par des dents artificielles. C'est le seul moyen de remédier aux maux de l'estomac, aux névralgies résultant de la perte des dents et à la déformation des traits du visage. Cette opération s'exécutait d'une façon bien imparfaite, il y a quelques années à peine; mais les progrès de la chirurgie dentaire ont été si rapides qu'il est possible maintenant de remplacer les dents absentes par des dents ayant exactement le même aspect et servant aux mêmes usages que les dents naturelles.

On croit généralement que les applications de la prothèse dentaire sont récentes. Les recherches que nous avons faites pour éclaircir cet intéressant sujet nous ont conduit à reconnaître que chez les Romains l'art de

. . .réparer des ans l'irréparable outrage

était parfaitement connu.

Plusieurs épigrammes de Martial font allusion aux dents artificielles :

Dentibus atque comis, nec te pudet, uteris emptis.
Quid facies oculo, Lælia? non emitur.

« Tu portes les cheveux et les dents que tu as achetés, Lélia. Mais comment faire pour ton œil ? on n'en vend pas. »

Dans une autre épigramme, le même poète s'exprime ainsi :

Thaïs habet nigros, niveos Lucania dentes;
Quæ ratio est? Emptos hæc habet, illa suos.

« Thaïs a les dents noires, Lucania les a blanches. Pourquoi ? C'est que la première a ses dents naturelles, tandis que l'autre a celles qu'elles a achetées. »

De quelle manière étaient formés ces râteliers artificiels ? Martial encore va nous le dire :

Sic dentata sibi videtur Ægle
Emptis ossibus Indicoque cornu.

« Eglé se figure qu'elle a des dents, parce qu'elle porte un râtelier d'os ou d'ivoire. »

A l'époque où écrivait Martial, c'est-à-dire pendant le premier siècle de l'ère chrétienne, la prothèse devait être arrivée à un certain degré de perfection, car elle était en usage depuis plusieurs siècles. Dans la loi des Douze Tables, qui remonte à l'année 450 avant Jésus-Christ, il est dit qu'il est défendu d'ensevelir les morts avec de l'or. On ne faisait exception que pour l'or qui pouvait se trouver dans la bouche pour lier les dents.

Jusqu'au siècle dernier, l'art du dentiste reste dans l'enfance ; on le voit renaître pendant quelques années à l'époque où existaient les « experts dentistes, » puis disparaître de nouveau. Ce n'est qu'au commencement de ce siècle que les Américains élevèrent cet art à l'état de science.

Ajoutons à ce qui précède que nous possédons, depuis plus de trente ans, un dentier fait chez les sauvages Peaux-Rouges de l'Amérique. Cette pièce curieuse figurait dans notre collection de l'Exposition universelle de 1867. A quel âge remonte sa fabrication? C'est ce que nous ne saurions dire.

Bien que d'ignorants charlatans imposent chaque jour aux dents artificielles les noms les plus variés, et des modes d'adaptation les plus excentriques, toutes les espèces connues se réduisent à trois. Ce sont les dents humaines, les dents d'hippopotame, dites *osanores*, et les dents minérales.

DENTS HUMAINES

Ces dents, dont il se fait un commerce considérable, et qu'on se procure généralement dans les hôpitaux et les ambulances des armées, seraient évidemment celles qu'il faudrait préférer si elles ne présentaient pas le grave inconvénient de s'altérer souvent rapidement et d'être, par cela même. moins bien acceptées que les dents minérales. Leur durée dépasse rarement cinq à six ans.

DENTS D'HIPPOPOTAME

Les dents d'hippopotame, baptisées du nom pompeux d'*osanores* par des industriels fantaisistes, sont les plus détestables dents artificielles dont on puisse faire usage. Elles jaunissent très rapidement, communiquent à l'haleine une odeur infecte, et sont complètement détruites en peu de mois. Ce n'est que dans des cas tout à fait exceptionnels, comme, par exemple, lorsque la muqueuse buccale est d'une sensibilité exagérée, qu'il faut en faire usage.

DENTS MINERALES

Ces dents ont été très perfectionnées dans ces derniers temps par les dentistes américains, et sont supérieures à tout ce qui a été fait jusqu'à ce jour. Ce sont les seules qui soient complètement inaltérables. En outre, comme il est facile de leur donner la teinte que l'on veut, on peut les rendre tout à fait semblables aux dents restantes. Ce n'est qu'avec des substances minérales qu'on peut également fabriquer les pièces dites à gencive continue.

Les substances les plus diverses parmi lesquelles l'or, le platine, l'aluminium, ont été proposées pour servir de base aux râteliers. Nous nous sommes arrêté, ainsi que nous le dirons plus loin, à la vulcanite. Mais parmi les substances nouvelles proposées récemment, il en est deux que nous croyons devoir mentionner : nous voulons parler du collodion et de l'aluminium.

Tout le monde connaît le collodion, ce liquide sirupeux qu'on obtient en dissolvant du coton-poudre dans l'éther alcoolisé, et dont les chirurgiens et les photographes font journellement usage. On ne soupçonnait guère qu'avec ce liquide il serait possible de fabriquer une substance ayant l'aspect et la dureté de l'ivoire. C'est cependant ce qu'on fait aujourd'hui. Avec le collodion, on fabrique une substance destinée à remplacer l'os et l'ivoire dans leurs innombrables applications : manches de couteau et d'instruments de chirurgie, boutons, peignes, etc., avec cette supériorité sur l'os et l'ivoire, que cette nouvelle substance se moule aussi facilement que la cire.

Notre frère, le docteur Adolphe Préterre, de New-York, a pensé que ce produit nouveau pourrait être employé à la confection de dentiers, et il a présenté, il y a quelques années, à l'association polytechnique de l'Institut de New-York, un dentier fait avec du collodion, qui, examiné avec soin par les médecins et dentistes présents, a été reconnu posséder toutes les conditions requises de solidité. Plusieurs assistants ont fait remarquer que cette substance serait préférable à celle employée actuellement à la confection des dentiers, qui occasionne quelquefois de la salivation mercurielle, à cause du bisulfure de mercure qui entre dans sa composition. Les journaux scientifiques américains, notamment l'*American Journal of mining*, l'*American Artisan*, etc., ont entretenu leurs lecteurs de cette application du collodion.

Nous avons fait avec le collodion plusieurs expériences dont les résultats n'ont pas été assez concluants pour nous engager à le substituer à la vulcanite.

Le collodion durci employé pour la confection des dentiers a reçu en Amérique le nom de celluloïde, du nom de la cellulose, d'où il dérive. La façon de la préparer est la suivante :

On prend la cellulose du chanvre transformée en papier par les procédés ordinaires, on plonge ce papier pendant assez longtemps dans un mélange d'acides nitrique et sulfurique, et on obtient ainsi de la pyroxiline qui est le principal ingrédient de la celluloïde. On réduit cette pyroxiline en pulpe et on compose le mélange suivant :

Pyroxiline	100	parties.
Camphre	40	id.
Oxyde de zinc	2	id.
Vermillon	0.6	id.

On soumet ensuite le tout à deux reprises à une pression hydraulique de 500 kilogrammes par centimètre carré, et on laisse sécher pendant deux mois. Le résultat de ces opérations donne la celluloïde prête à être employée.

Les journaux spéciaux et les sociétés odontalgiques américaines se sont beaucoup occupés de cette nouvelle substance qui a soulevé bien des discussions et dont des charlatans se sont emparés pour en faire le sujet de leurs réclames annonçant ces dentiers comme inconnus en Europe.

Nous avons essayé à plusieurs reprises la celluloïde, mais nous ne l'employons qu'avec une certaine timidité. Car, si dans quelques cas elle nous a donné des résultats satisfaisants, dans d'autres, au contraire, elle a laissé beaucoup à désirer. Entre autres inconvénients, elle paraît avoir celui de se déformer à l'usage. Nous attendrons, pour en faire un emploi suivi, qu'elle ait fait ses preuves d'une façon plus complète et qu'elle ait reçu les derniers perfectionnements.

Quant à l'aluminium, la légèreté qu'il possède en fait un métal précieux pour une foule d'usages. Quelques dentistes ont songé à l'appliquer à la fabrication des dentiers, et, tout récemment encore, de nouveaux essais ont été tentés en Amérique dans cette voie. Nous croyons que jamais l'aluminium ne pourra être utilisé pour la fabrication des pièces artificielles destinées à séjourner dans la bouche, et nous basons notre croyance sur l'altérabilité bien connue de ce métal sous l'influence d'un grand nombre d'agents chimiques, la salive notamment.

Les expériences que nous avons faites à ce sujet avec notre ami, M. W. Rutterford, de Londres, ne laisseront assurément aucun doute dans l'esprit de nos lecteurs.

Nos essais ont porté sur les substances avec lesquelles un dentier d'aluminium pourrait se trouver le plus fréquemment en contact, c'est-à-dire l'eau, le sel marin et le vinaigre. Des lames d'aluminium ont été introduites dans des flacons contenant :

Flacon n° 1. Eau, 100 ; vinaigre, 100 ; sel, 100.
Flacon n° 2. Eau, 1000 ; vinaigre, 1.
Flacon n° 3. Eau, 1000 ; sel marin, 1.
Flacon n° 4. Eau ordinaire.

Les lames placées dans le flacon n° 1 furent attaquées et rongées très rapidement. Celles du flacon n° 2 furent rongées moins vite. Celles des flacons n°s 3 et 4 ne présentèrent d'abord aucune trace sensible d'altération, mais au bout de quelques semaines, la surface du métal était légèrement corrodée.

Ces expériences démontrent l'impossibilité d'employer l'aluminium à la fabrication des pièces artificielles.

POSE DES PIÈCES ARTIFICIELLES

Examinons maintenant les moyens de faire tenir les pièces artificielles dans la bouche.

On a d'abord eu recours, pour obtenir leur adhérence, à des fils, des crochets et des ressorts.

Aujourd'hui, ces divers moyens sont abandonnés des dentistes habiles, qui n'y ont plus recours que dans quelques cas spéciaux.

En voici la raison :

Les fils et les crochets ébranlaient les dents choisies pour point d'appui et pouvaient en amener la chute.

Les ressorts, moyen commode, pour un dentiste peu soigneux, de suppléer au défaut d'ajustement de ses pièces, constituent un mécanisme délicat, facile à déranger, susceptible de se briser dans le milieu d'un repas en entraînant pour conséquence la chute hors de la bouche de l'appareil démantibulé ! Les ressorts, par la pression continue qu'ils exercent, provoquent en outre, d'une part la chute des dents restantes, et de l'autre, la déformation inévitable de la mâchoire, qu'on ait ou qu'on n'ait plus de dents naturelles. Cette déformation se traduit par la difformité qu'on appelle vulgairement le menton de galoche, et vient détruire la symétrie des traits.

Je passe sous silence les autres inconvénients qu'entraînent trop souvent ces divers procédés : l'ulcération des gencives, l'inflammation des joues et l'excoriation des muqueuses.

Aussi, dès 1835, les Américains auxquels, on ne saurait trop le répéter, on doit tous les progrès de l'art dentaire, ont tenté de remplacer ces moyens défectueux par la force d'adhérence, obtenue par la pression atmosphérique, facilitée par une cavité du vide, sorte de chambre à air avec ou sans soupape ménagée dans la plaque.

Les premiers essais ne donnèrent pas les résultats qu'on en attendait, et ce n'est que dix ans plus tard, en 1845, que les docteurs Dwinell et Jahial Parmly, de New-York, construisirent des plaques avec chambre à air parfaitement adhérentes.

Nous revendiquons l'honneur d'avoir apporté le premier ce procédé en France. Nous avons fait plus encore, nous l'avons perfectionné en supprimant la chambre à air, qui a le défaut d'exercer sur les muqueuses une action irritante.

Nos pièces artificielles, grâce à leur minutieux et irréprochable ajustement, adhèrent solidement par la seule puissance de la pression atmosphérique résultant du vide produit en aspirant fortement l'air renfermé entre les gencives et l'appareil ; c'est pour cette raison que nous leur avons donné le nom d'appareil à succion.

L'on nous excusera d'entrer ici dans quelques détails sur une innovation si importante, qui nous a

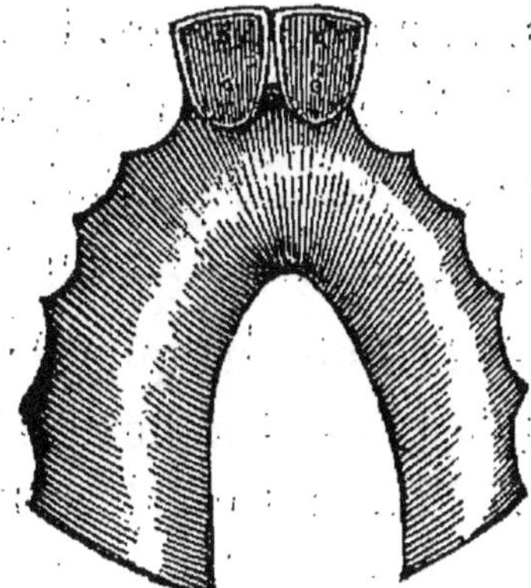

Figure 99. — Deux dents posées sur base à succion.

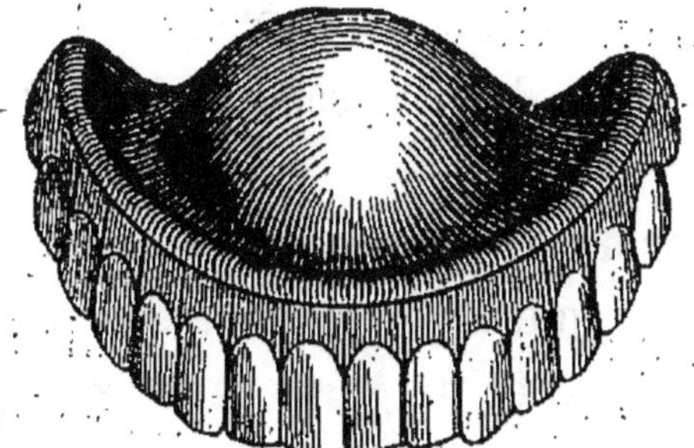

Figure 100. — Dentier de haut à succion, vu de face. — Introduit par nous en Europe en 1853.

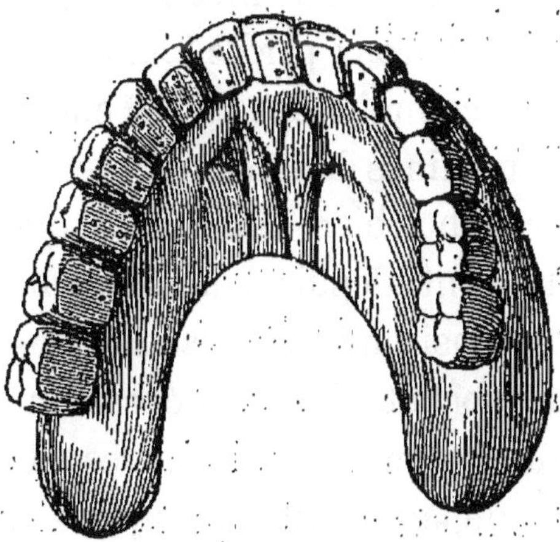

Figure 101. — Le même appareil, vu intérieurement.

valu de nombreuses récompenses, telle que l'unique médaille accordée à ce genre d'appareil à l'exposition universelle de Paris de 1855, la grande médaille à l'exposition de Londres en 1862, la seule qui ait été décernée sur cent quatre-vingt-un concurrents. Depuis, nos travaux nous ont encore valu la seule médaille d'or qui ait été décernée aux dentistes aux expositions universelles de 1867 et 1878 et un grand prix de la Faculté de médecine de Paris. Voici, du reste, un extrait du rapport sur les objets exposés par nous dans la section des États-Unis d'Amérique :

« Les échantillons de dents aurifiées et de pièces artificielles, que M. Préterre a soumis à l'appréciation du public et du jury de l'Exposition, constituent, à n'en pas douter, le plus haut degré de perfection qui ait encore été atteint dans ces deux branches de l'art du dentiste...

«..... Cet heureux perfectionnement a amené la suppression complète des pièces en hippopotame ou en dents humaines dont les nombreux inconvénients sont aujourd'hui bien connus, et que les dentistes américains ont depuis longtemps bannies de leur pratique, ainsi que les ressorts si gênants et les pièces à crochets fixes qui ébranlent et détruisent peu à peu les dents sur lesquelles elles s'appuient, et dont le déplacement est toujours difficile, sinon impossible. On comprend aisément que la fixité d'une pièce ne permettant pas de la nettoyer, les parcelles alimentaires s'y accumulent, s'y corrompent, causent l'inflammation des gencives et donnent une odeur désagréable.

« Par une nouvelle méthode qui repose sur une loi physique, M. Préterre obtient une adhérence complète qui permet la suppression de toute espèce de mécanisme ou de ressorts : dès lors, l'application des pièces a lieu sans aucune souffrance ; aucun dérangement n'est à craindre dans leur usage, et le déplacement s'en fait à volonté.

« Un autre avantage de son système est la facilité avec laquelle, lorsqu'un accident survient à un dentier, il peut remplacer une ou plusieurs dents, en soumettant de nouveau la pièce au feu, ce qu'on ne peut faire avec les autres méthodes de dentiers en pâte minérale ordinaire, dont la réparation est presque toujours impossible.

« En résumé, avec ce nouveau procédé :

« Solidité plus grande, suppression de tout mécanisme.

« Ressemblance toujours parfaite des dents et des gencives.

« Inaltérabilité de la substance composant les pièces.

« Réparation facile.

« Prix égal à celui des systèmes le plus en vogue. »

En 1859, nous avons encore amélioré ces procédés en introduisant en France un perfectionnement de la plus haute importance. Aux plaques d'or, de platine ou d'argent, naguère employées, nous avons substitué une matière aussi inaltérable, mais souple et élastique, sans éclat métallique, mais susceptible d'un extrême poli et d'une couleur qui s'harmonise, au gré de l'opérateur, avec les nuances plus ou moins rosées des gencives. Cette substance, à laquelle on a donné le nom de *vulcanite*, est composée de sève de *balata* (1), additionnée de matières colorantes. Avec elle les empreintes et les contre-empreintes sont d'une fidélité bien plus parfaite que par les anciens procédés, et l'ajustement des pièces se fait plus correctement. On reprochait aux plaques métalliques leur extrême conductibilité, qui transmet au collet des dents et à la muqueuse les températures variées des matières alimentaires : rien n'est moins conducteur du calorique que la matière nouvellement employée.

Nous n'employons actuellement l'or que dans quelques cas exceptionnels et autant que possible nous ne le mettons pas en contact avec la muqueuse buccale.

(1) *Sapota Mulleri* (*sapotacées*).

Pour bien comprendre le principe sur lequel repose notre système de dents artificielles, il suffit de se rappeler une expérience qu'on répète dans tous les cours de physique et qui est connue sous le nom d'expérience des hémisphères de Magdebourg. Ces hémisphères sont composés, comme on sait, de deux calottes sphériques s'emboîtant parfaitement et qu'on peut séparer avec la plus grande facilité avant qu'on y ait fait le vide. Mais aussitôt qu'on a enlevé avec une machine pneumatique l'air qu'elles renfermaient, il devient à peu près impossible de les séparer. Il en est de même de nos appareils quand, après les avoir appliqués, on aspire fortement l'air contenu entre eux et les gencives ; ils adhèrent avec presque autant de force que les dents naturelles. C'est à cette petite opération, nécessaire pour les faire tenir, que nos dentiers doivent le nom de dentiers à succion ou à pression atmosphérique.

Les ventouses appliqués contre des glaces pour supporter des objets, ou encore l'expérience d'un pavé qu'on peut enlever avec un simple morceau de cuir et une ficelle, donneront une idée suffisante du principe de nos appareils aux personnes qui ne connaissent pas l'expérience des hémisphères de Magdebourg.

On a cru pendant longtemps que le système qui

précède ne pouvait être employé que lorsqu'il s'agissait d'un dentier complet, parce qu'on pensait qu'une pièce ne portant qu'un petit nombre de dents ou une seule, n'offrirait pas à la pression atmosphérique une surface assez large. L'expérience a démontré que cette opinion est erronée, et on a reconnu qu'il était aussi facile de poser une seule dent artificielle qu'un râtelier très complet. Toutefois, quand il s'agit d'une seule dent ou d'un très petit nombre de dents, nous préférons, quand la chose est possible, poser des dents à pivot (1).

Les dentiers à succion ne produisent tous les effets qu'on est en droit d'en attendre que lorsqu'ils ont été construits avec beaucoup de soins, car l'adhérence de la base du dentier aux gencives résulte de l'exactitude de son adaptation. Pour que l'adhérence soit complète, il faut que cette adaptation soit parfaite, ce qui constitue une grande difficulté. Il est aussi difficile d'obtenir une empreinte parfaite que de faire un portrait ressemblant. Si la plaque a été mal moulée ou si elle s'est déformée pendant que l'on y soudait les dents, elle ne se maintiendra pas en place quand elle sera placée sur la mâchoire. C'est donc avec raison que le profes-

(1) Nous avons consacré une leçon entière du cours que nous avons fait à l'école dentaire de Paris à la pose des dents à pivot.

seur Harris dit : « Quand on n'apporte pas à la fabrication de ces dentiers des précautions judicieuses et une habileté spéciale, on peut s'attendre à les voir échouer complètement, ou au moins à adapter des pièces dont l'usage ne sera ni satisfaisant ni avantageux. Beaucoup de praticiens qui ont essayé de placer des dents artificielles suivant cette méthode ont échoué et l'ont condamnée, tandis que l'insuccès ne devait être attribué qu'à quelque faute commise dans l'adaptation de la plaque aux gencives. Un grand nombre d'insuccès sont dus à à ce qu'on place la pièce trop tôt. En effet, quoique la plaque sur laquelle sont fixées les dents s'adapte bien à la forme des gencives au moment où on l'applique, elle cessera bientôt de s'appliquer exactement, si on la pose avant le temps nécessaire pour que les changements qu'éprouve le bord alvéolaire après l'avulsion des dents naturelles soient complètement achevés. Lorsque les choses se passent ainsi, l'air s'introduit entre la plaque et les gencives, et par conséquent l'appareil ne tient plus. Si, au contraire, on laisse à ces changements le temps de s'accomplir, l'appareil tiendra bien et pour longtemps. »

On voit, par ce qui précède, quels soins exigent les pièces artificielles. Comme le public ne peut apprécier au simple aspect la différence existant entre une pièce bien ou mal faite, ou entre une opération bien ou mal dirigée, il va d'abord au meilleur marché sans soupçonner les conséquences désastreuses qui peuvent en résulter pour lui. Une opération mal faite entraîne la perte de la dent ou des dents opérées ou encore la perte d'une racine qui est peut-être plus tard d'une immense ressource, et si peu qu'on ait payé une telle opération, elle est toujours payée trop cher. Une pièce mal réussie entretient une gêne continuelle dans la prononciation et la mastication, ou compromet la solidité des dents restantes. Le client qui a cru faire une économie reconnaît trop tard qu'il s'est trompé, et après avoir perdu son argent et ses dents, il attribue à l'imperfection de l'art dentaire ce qui n'est que le résultat de l'ignorance du praticien auquel il s'est adressé. C'est bien à tort qu'on apporte la plus grande légèreté dans le choix d'un dentiste et qu'on se laisse le plus souvent guider uniquement par une question d'économie ou les annonces pompeuses des journaux : jamais on ne devrait oublier que lorsqu'il s'agit de sa santé on a toujours tort de se montrer parcimonieux.

Une pièce se fixant sur les dents restantes, doit tenir solidement dès qu'elle est posée. Le contraire est la règle pour les pièces à succion. Elles tiennent très peu dès le début, et leur adhérence s'accroît progressivement à mesure qu'elles sont portées, et qu'elles s'adaptent de plus en plus à la muqueuse qui d'abord leur fait résistance.

La forme, et jusqu'à un certain point, le système de pièces artificielles doit varier suivant l'état de la bouche du sujet, la forme de son palais, les points d'appui restants, etc., et il est impossible de poser aucune règle générale sur ce point. C'est là ce que paraissent ignorer les charlatans qui annoncent dans les journaux des systèmes uniformes pour tous les cas, tels que, par exemple, les pièces dites à pont ou sans plaques et sans palais, etc., etc.

Quelque bien exécutée que soit une pièce artificielle, il arrive souvent qu'on est obligé d'y retoucher. Certaines portions des gencives peuvent, en effet, sous la pression de l'appareil, s'excorier ou s'enflammer et éprouver par la pression des changements de forme qui nécessitent des modifications correspondantes dans l'appareil, toutes les parties du palais ne pouvant pas supporter une égale pression.

Toute personne douée de patience et qui présente une conformation ordinaire de la bouche, peut retrouver, au moyen d'une pièce artificielle, une élocution aisée, la parfaite articulation des mots et la faculté de mâcher toute sorte d'aliments.

Lorsqu'on pose un appareil complet ou même la

plus petite pièce dans la bouche d'un individu qui n'en a jamais porté, ou qui n'en a pas porté depuis quelque temps, ou encore qui échange une pièce ancienne contre une nouvelle, il éprouve une certaine gêne. Non-seulement il lui est impossible souvent de bien mâcher les aliments avec les nouvelles dents, mais encore il éprouve de la difficulté à prononcer les mots ; quelquefois même, ce qui est du reste rare, il est pris de légers vomissements. Au bout de quelques semaines, souvent dès le premier jour, parfois même dès la première heure, ces inconvénients ont complètement disparu.

Outre la gêne que produit souvent un dentier neuf ou une pièce partielle, ils possèdent quelquefois, lorsqu'ils viennent d'être posés, un aspect crû et criard peu propre à satisfaire le client, qui commence toujours par trouver des défauts à sa pièce et, en résumé, reste convaincu qu'il n'arrivera jamais à supporter un appareil qui lui semble aussi laid qu'incommode. Sa physionomie lui paraît complètement changée, et elle l'est, en effet, car la figure d'une personne qui n'a pas de dents est loin de ressembler à la figure d'une personne qui en possède, et il faut quelque temps à celui qui porte un appareil pour s'habituer à sa nouvelle ou, pour mieux dire, à son ancienne figure telle qu'elle était alors qu'il possédait toutes ses dents.

En résumé, l'impression produite par la pose récente d'un dentier est rarement satisfaisante, et souvent nous avons vu des clients passer plusieurs heures devant une glace contractant tous les muscles de leur figure et leur imprimant un véritable tic nerveux, ne découvrant qu'une lèvre, alors qu'ils devaient soulever les deux comme dans le sourire naturel, sous prétexte de rendre leur pièce bien visible et de juger complètement de son effet, qui, on le comprend facilement, ne peut dans ce cas qu'être infiniment disgracieux, car chacun des mouvements de la face peut déplacer l'appareil.

Il faut souvent, du reste, ainsi que nous l'avons dit plus haut, faire subir à la pièce plusieurs retouches avant qu'elle soit parfaitement adaptée aux organes. Ce n'est qu'après ces diverses opérations, qu'on pourrait nommer le réglage du dentier, et alors que le client a repris tout son calme, qu'il peut se servir utilement et sans gêne de son appareil, et juger alors de l'œuvre achevée, ce qui était impossible auparavant.

Nous avons déjà écrit plusieurs fois et nous ne cessons de répéter, car cette image nous semble pleine de justesse, qu'il en est d'un dentier comme d'un instrument de musique. Ce n'est qu'avec le temps qu'on apprend à s'en servir. N'en est-il pas de même pour tous les objets dont on fait usage pour la première fois ? Est-on jamais satisfait complètement d'une chaussure neuve ? D'un côté ou d'un autre, elle nous gêne et son aspect nous semble parfois plus ou moins désagréable. Ce n'est qu'après l'avoir portée quelque temps que tous ces inconvénients disparaissent et que nous sommes satisfaits. Il ne suffit pas qu'on mette une plume ou un instrument de musique dans la main d'un enfant pour qu'il sache écrire ou jouer ; il faut, et l'individu porteur d'un dentier est dans le même cas, qu'il apprenne à s'en servir. La *patience* est la première condition du succès.

Ce sont là des vérités banales que nous répétons sans cesse à tous nos clients, mais qui, paraît-il, ne sont pas encore assez connues, puisque nous nous voyons constamment dans la nécessité de les rappeler.

Il est bien entendu que, dans ce qui précède, nous n'avons eu en vue que les cas difficiles, on pourrait dire exceptionnels. Il nous arrive tous les jours de poser des appareils qui sont immédiatement supportés sans gêne par le client et à sa plus grande satisfaction.

Parmi les causes qui compromettent au plus haut degré le succès des pièces artificielles, il faut placer au premier rang le manque de confiance envers le dentiste et la rapidité avec laquelle le client veut souvent être servi. Nous ne saurions mieux faire que de répéter à ce sujet les sages réflexions d'un praticien trop tôt enlevé à la science, le docteur Gaillard, de Périgueux :

« Trompé sans doute par les réclames pompeuses de tant d'illustres coryphées, dit ce médecin, on se rend chez le dentiste pour commander une pièce artificielle ou une opération, comme s'il s'agissait d'un simple vêtement, et lorsque le praticien déclare l'urgence d'un traitement préparatoire, on lui répond : Ça presse ; il faut que dans vingt-quatre heures ce soit affaire bâclée.

« Vous aurez beau faire observer que les gencives sont malades, que les alvéoles, récemment dégarnies de leurs racines, ne sont pas encore oblitérées et que les rebords des maxillaires subiront nécessairement des modifications qui ne permettront plus une adaptation parfaite de la pièce artificielle, tout est inutile ; l'essentiel, c'est que le travail soit fait et posé à l'heure indiquée. Tel est le langage de beaucoup de gens qui se figurent que le progrès existe dans la nature comme dans les choses industrielles, et qu'on peut régir les actes réparateurs de l'organisme au gré de leurs désirs.

« Evidemment, ce serait élever contre la prothèse des griefs injustes que de lui imputer les fâcheux résultats qui peuvent se produire à la suite de ces exigences inconsidérées. Aussi, en signalant cette funeste tendance à tout précipiter, n'ai-je pas d'autre intention que de démontrer l'importance d'un traitement préparatoire, traitement qui varie, bien entendu, suivant les cas, mais qui a toujours pour but de mettre la surface gencivale et les parties environnantes dans les meilleures conditions de résistance et de stabilité (1). »

Ce n'est qu'au moyen de soins convenables qu'on peut préserver les pièces artificielles de toute altération ; les poudres ordinaires ne suffisant pas à les nettoyer, on doit les brosser tous les jours avec notre poudre dentifrice gaulthérine, et les rincer

(1) Quand nous voyons l'impatience des clients à se servir immédiatement d'une pièce, cela nous rappelle la lettre écrite à la fin du siècle dernier par Washington à son dentiste Greenwood, de Philadelphie.

« Mon chér ami, il y a maintenant neuf mois que je porte votre admirable machine, je commence à bien parler et j'entrevois dans un avenir très prochain le moment où je pourrai manger ; envoyez-moi quelques pieds de ressorts, car ils s'usent vite et je suis obligé de les remplacer souvent. »

Que diraient les clients de nos jours, dont l'impatience a cru encore plus vite que les progrès ? Ce n'est plus au bout de neuf mois qu'ils se contenteraient de bien parler et de manger, c'est sur-le-champ qu'ils voudraient faire les deux, et nous y arrivons souvent. Si Washington et son dentiste revenaient de l'autre monde, ils seraient sans doute bien étonnés !

ensuite dans l'eau additionnée de notre élixir gaulthérine. Cette poudre et cet élixir anti-putrides et composés spécialement pour l'entretien des pièces artificielles leur assurent une conservation très longue.

On ne doit pas garder la nuit les pièces artificielles, afin que les gencives puissent se reposer de leur contact.

Quelques personnes ne les retirent jamais ; d'autres se contentent de les retirer une ou deux fois par semaine, s'en tenant à les nettoyer en se rinçant la bouche. Nulle pratique n'est plus préjudiciable ! Il est impossible que la pièce soit tenue propre en se rinçant simplement la bouche, il faut l'ôter pour la bien nettoyer. D'ailleurs, la bouche s'affectera nécessairement, et les gencives s'ulcéreront si elles restent constamment recouvertes d'une partie artificielle.

Si l'on enlève alors la pièce artificielle, on trouvera la muqueuse rouge, enflammée, injectée de sang, très ramollie et saignante au moindre attouchement. Sur la surface de la plaque, en contact avec la muqueuse, une matière sébacée, blanche, excessivement irritante, se sera concrétée.

On doit avoir grand soin de ne pas contracter la mauvaise habitude de garder la nuit une pièce artificielle, à moins que cela ne soit absolument exigé par des convenances impérieuses ; mais c'est là un cas exceptionnel, et quand il se présente, on devrait changer de pièce le soir, en remplaçant celle qu'on porte dans la journée par une autre à base plus étroite que celle dont on se sert pour mâcher.

On ne retire qu'un seul avantage des pièces portées la nuit, c'est de tenir les mâchoires séparées, écartées l'une de l'autre. Les gencives étant, à l'état naturel, constamment baignées par la salive et nettoyées par le frottement de la langue et des aliments, il est grandement à désirer qu'elles restent libres au moins huit heures sur vingt-quatre, pour faciliter le renouvellement de la membrane epitheliale.

Lorsqu'on ne garde pas une pièce artificielle dans la bouche, elle doit être placée dans un verre plein d'eau additionnée d'une petite cuillerée de gaulthérine.

Il est essentiel, quand on porte une pièce artificielle, le dentier à succion surtout, de s'exercer à mâcher des deux côtés à la fois, en débutant par de petites bouchées et en mâchant avec la plus grande lenteur, sous peine de voir la pièce perdre son adhérence.

Une pièce artificielle est un instrument dont il faut apprendre à se servir comme on le fait d'un instrument quelconque.

Il faut avoir recours aux pièces artificielles dès qu'on aura perdu une ou deux dents principales. Ces dents non seulement servent à la mastication, mais encore maintiennent les dents restantes qui, isolées, tomberaient ou dévieraient rapidement.

Si on prenait l'habitude de mâcher avec les dents de devant, celles du haut seraient bientôt rejetées en avant ou usées, en raison de la pression qu'exercent sur elles celles d'en bas, et la difformité dite *menton de galoche*, en serait bientôt la conséquence. Les incisives ne sont pas conformées de façon à broyer les aliments, et il est inutile de chercher à les faire servir à cet usage.

Nous ne saurions trop insister, en terminant, sur la difficulté extrême qu'il y a à bien réussir un râtelier ou la plus petite pièce artificielle. Un dentiste expérimenté et possédant des ateliers convenablement organisés, et où existe la division du travail, peut seul conduire cette opération à bonne fin. Les industriels qui posent à bas prix des râteliers en 24 et 48 heures sont des charlatans ignorants, indignes de toute confiance. Si on réfléchit que ce n'est que par la pression atmosphérique qu'adhèrent les dentiers dits à succion, on comprendra avec quelle précision rigoureuse ils doivent être ajustés, et quels soins et quel temps exige leur adaptation sur des parties encore très sensibles ;

il en est de même pour les moindre pièces. On a tort de tant chercher à se procurer des dents artificielles ou des râteliers à prix réduits, car pour un organe aussi précieux et aussi indispensable que les dents, on doit toujours exiger quelque chose de parfait. Un dentier ou une pièce artificielle ma construite ne donnent que de mauvais résultats, d'amères déceptions, et peuvent occasionner chez ceux qui les portent les accidents les plus graves, ainsi que nous en avons vu trop d'exemples. Quant aux dents artificielles isolées, lorsqu'elles sont mal ajustées, on ne peut s'en servir sans gêne, et elles ont pour résultat inévitable la carie ou la chute des dents voisines, tandis que leur rôle essentiel devrait être de les soutenir.

DENTS A PIVOT

Parmi les divers systèmes de dents artificielles, les dents dites à pivot, c'est-à-dire surmontées d'un pivot qu'on implante dans une racine, sont certainement celles qui, en prothèse, depuis que nous les avons perfectionnées, imitent le mieux la nature. Lorsque l'opération a été bien réussie, plus d'un dentiste, en nettoyant la bouche, ne reconnaîtra pas la présence d'une dent artificielle à pivot, tant l'imitation est parfaite. Pour obtenir d'aussi beaux résultats, voici les conditions qu'il est nécessaire de rencontrer :

Des racines saines, c'est-à-dire encore vierges de carie ou n'en présentant que des traces, et où le canal dentaire est de dimensions suffisantes pour recevoir un pivot cylindrique et non conique, comme l'appliquent la plupart des praticiens. On peut donner comme règle que les dents à pivot ne doivent s'appliquer qu'aux dents de devant ; elles ne réussissent que rarement pour les petites molaires, parce que la forme de leurs racines est toujours irrégulière et que si les dents ne sont pas absolument saines, il en résulte souvent la formation d'un abcès.

Nous n'appliquons de dents à pivot qu'avec la plus grande réserve sur les racines ayant produit des abcès, et, dans ce cas, nous instituons un traitement tendant à faire disparaître l'état pathologique et obtenir ainsi une racine relativement saine. Nous avons soin, dans ce cas, de prévenir notre client de ne pas être effrayé si une fluxion se produit.

Quand nous voyons un trop grand nombre de dents absentes, nous hésitons à poser des dents à pivot, qui auraient, en l'absence de molaires, à supporter tout leur travail et seraient bientôt ébranlées. Nous préférons, dans ce cas, recourir à une pièce artificielle ; mais quand la dent à pivot peut être appliquée avec chance de succès, nous n'hésitons pas à employer ce moyen, qui affranchit le patient de tout appareil. Ainsi que nous l'avons déjà maintes fois écrit, la dent à pivot est la plus belle conquête de l'art dentaire. Alors qu'elle était autrefois une opération barbare et n'ayant que de rares chances de succès, elle constitue aujourd'hui une opération dont le succès est toujours la règle.

La durée des dents à pivot est presque illimitée. Récemment nous avons rencontré une personne porteur d'une dent à pivot, que nous lui posâmes à New-York, alors que nous étions élève en chirurgie, il y a trente-huit ans, et, ce qu'il y a de plus extraordinaire, cette dent était une dent naturelle. Il est vrai que les conditions étaient excellentes, que la racine sur laquelle nous avions greffé notre dent était une racine de dent cassée et que, grâce à des soins journaliers, notre client n'avait pas perdu une seule dent.

Nous ne devons pas dissimuler en terminant que bien poser une dent à pivot constitue une opération très difficile qui exige une grande habileté de la part du dentiste. Nous croyons qu'il faut le plus souvent attribuer les accidents observés, tels que l'éclatement des racines, l'absence de solidité des dents posées, la formation d'abcès à la pointe des racines, etc., à l'inexpérience du dentiste.

Il est de toute évidence, nous le répétons encore, que les dents à pivot ne doivent être posées que sur des racines parfaitement saines et dont on a préalablement extrait les filets nerveux au moyen d'instruments convenables. Il est complètement inutile d'agrandir démesurément, comme le font certains dentistes, la cavité destinée à recevoir le pivot, d'abord parce que moins on manipulera les racines, moins on aura de chances de déterminer la formation d'un périostite, ensuite parce que, en évidant trop la racine, on diminue sans utilité bien réelle sa validité.

Il est inutile également de donner une longueur exagérée au pivot. Quand sa largeur est suffisante, la solidité de la dent n'est en aucune façon augmentée par sa longueur.

Relativement à la matière dont doivent être formés les pivots, ceux en or ou en platine sont supérieurs, au point de vue de l'inaltérabilité, à toute autre matière. L'expérience indique cependant qu'au point de vue de la solidité les pivots en bois surtout le bois d'Hickory sont quelquefois aussi avantageux que les précédents. Le gonflement du bois sous l'influence de l'humidité force la tige à se mouler parfaitement dans la cavité de la racine.

La durée des dents à pivot est quelquefois considérable. Nous en avons vu posées par nous depuis trente ans et qui tenaient encore.

PIÈCES A PONT OU SANS PLAQUE AU PALAIS

Nous terminerons ce qui concerne les pièces artificielles en disant quelques mots d'un genre de pièces, réveil d'un ancien système abandonné, dont quelques charlatans font grand bruit à la 4e page des journaux, dans le but de s'attirer des clients qu'ils sont impuissants à satisfaire. Nous voulons parler des pièces appelées par les Américains *pièces à pont*. Voici en quoi consiste ce système :

On estampe une toute petite plaque métallique, à peine plus large que le diamètre d'un petit crayon, on monte dessus les dents que l'on veut remplacer, puis on y adapte 1 à 2 pivots, suivant le nombre de racines dont on dispose, ou, à défaut, l'on perfore une ou deux bonnes dents, puis l'on ajuste plus ou moins bien le travail sur ces racines ou sur ces dents saines, et l'on fixe avec divers ciments. On a alors une pièce immuable, laissant le palais libre, mais sujette à toutes sortes d'inconvénients, et surtout fort malsaine, puisqu'elle ne peut être nettoyée. Elle est en outre très mauvaise pour la mastication par suite de son peu de solidité, et d'une très courte durée.

Quelquefois l'artiste, peu scrupuleux, fait encore plus mal que nous venons de le décrire; il ne se donne même pas la peine d'estamper une plaque, il soude tout bonnement ses dents sur un fil d'or ou de platine et retombe alors en plein dans le système de nos grands pères. Ça coûte moins de peine et d'argent, et le tour est joué ! Le client va alors s'adresser ailleurs pour obtenir satisfaction, mais n'en a pas moins été volé.

CHAPITRE XX

REDRESSEMENT DES DENTS

Altération du visage produite par la déviation des dents. — Ressources fournies par l'orthopédie dentaire. — Figures nombreuses prouvant la possibilité de redresser les dents les plus déviées.

Nous avons déjà insisté bien des fois sur l'influence que peuvent avoir les dents sur la santé et sur la beauté. En disant que la beauté n'a que l'épaisseur de la peau, les Anglais ont précisé bien clairement à quel point elle tenait à peu de chose. Nous avons vu bien des fois les plus charmants visages défigurés par des dents de devant chevauchant les unes sur les autres ou simplement mal placées.

Grâce aux progrès de l'orthopédie dentaire, il est devenu aujourd'hui facile de redresser sans aucune souffrance pour le malade les dents les plus déviées

REDRESSEMENT DES DENTS ET DE LA MACHOIRE SUPÉRIEURE

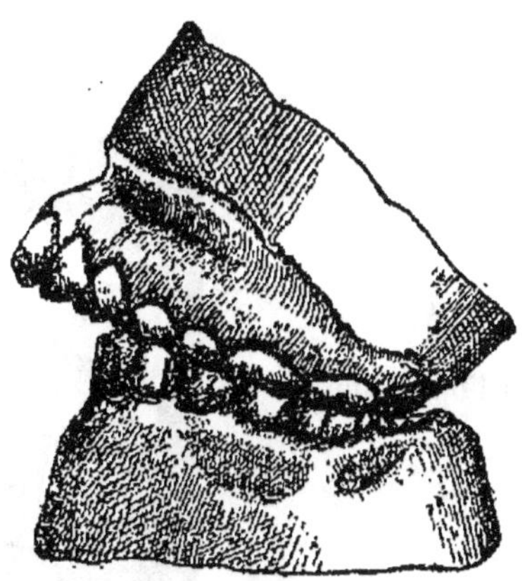

Figure 102.

Bouche avant l'opération.

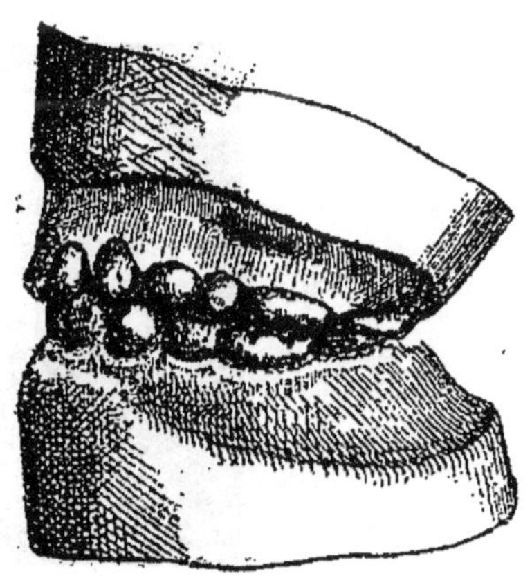

Figure 103.

Bouche après 18 mois de traitement

REDRESSEMENT D'UNE BOUCHE DITE ANGLAISE EN POINTE

PREMIER ÉTAT

La bouche avant l'opération.

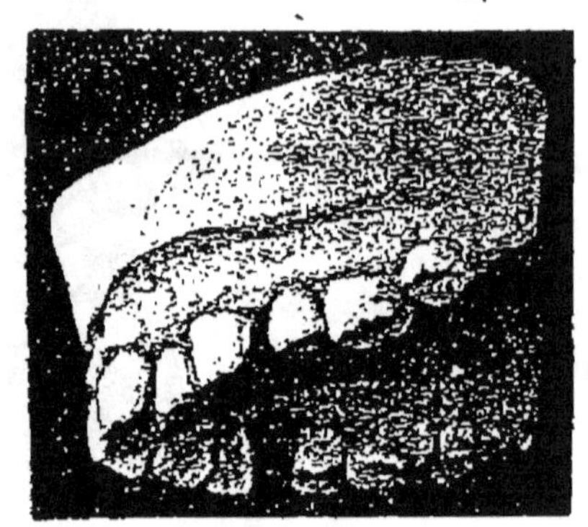

Figure 104.

DEUXIÈME ÉTAT

La bouche rectifiée, c'est-à-dire arrondie.

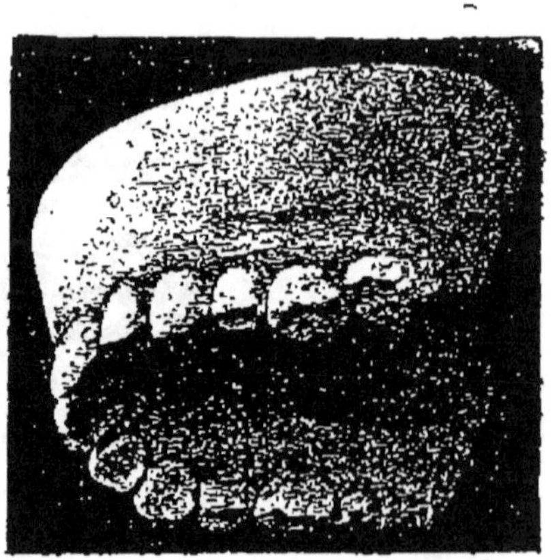

Figure 105

Redressement d'une incisive gauche retournée.

PREMIER ÉTAT

La bouche avant l'opération.

Figure 106.

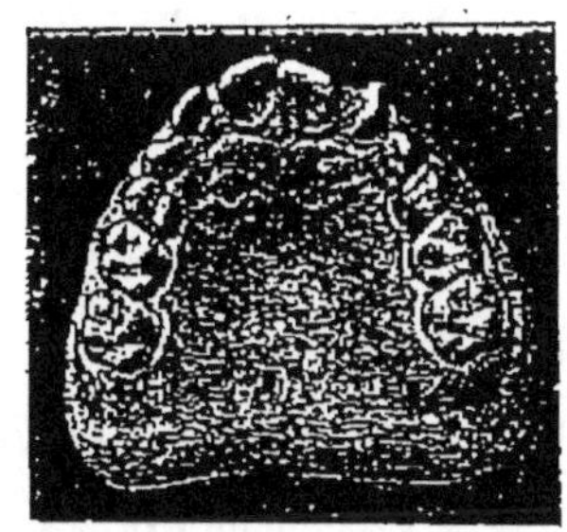

DEUXIÈME ÉTAT

La dent rectifiée.

Figure 107.

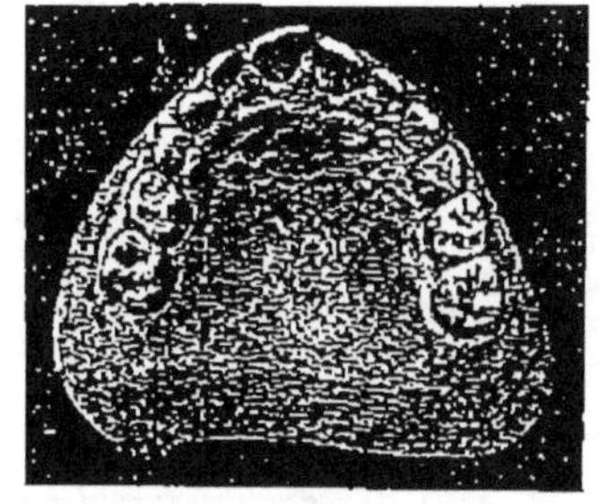

Redressement d'une incisive gauche rentrée en dedans.

PREMIER ÉTAT

La bouche avant l'opération.

Figure 108.

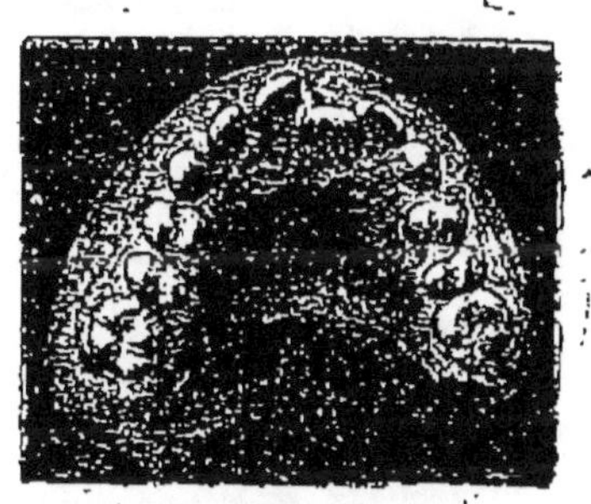

DEUXIÈME ÉTAT

Dent rectifiée.

Figure 109.

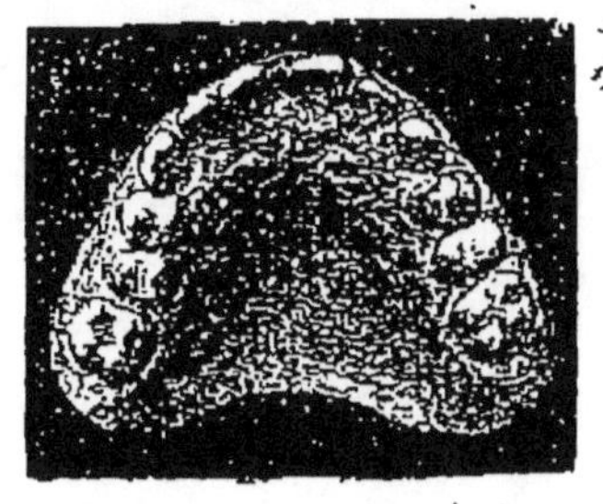

Redressement d'une petite molaire et d'une canine déviées

PREMIER ÉTAT

La bouche avant l'opération.

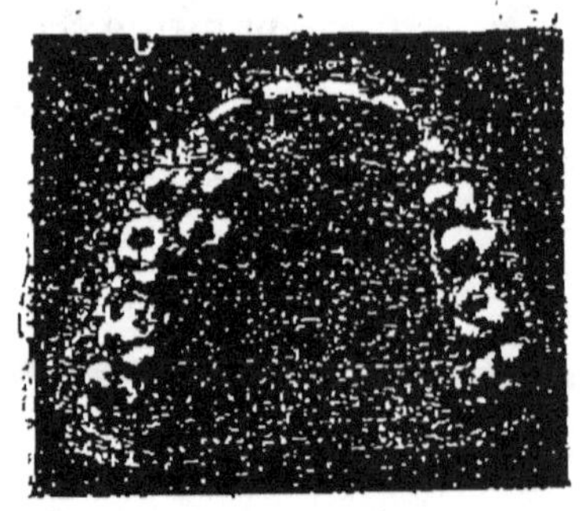

Figure 110.

DEUXIÈME ÉTAT

La bouche après extraction d'une petite molaire.

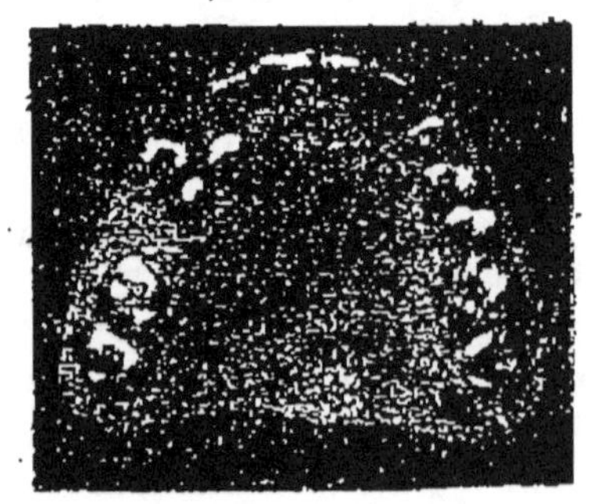

Figure 111.

TROISIÈME ÉTAT

Dents rectifiées.

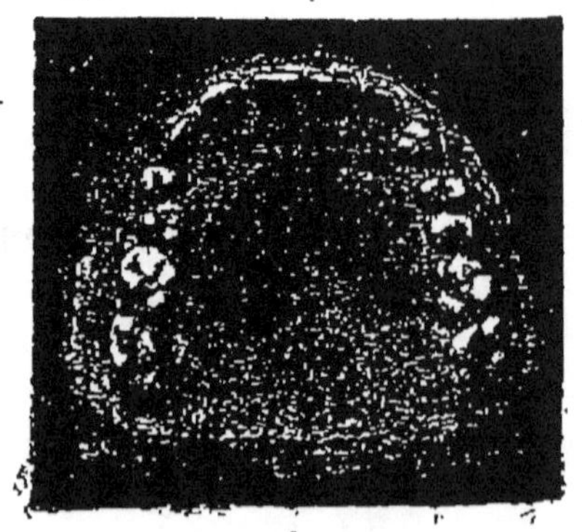

Figure 112.

Appareil employé pour rentrer en dedans de la bouche quatre incisives sortantes.

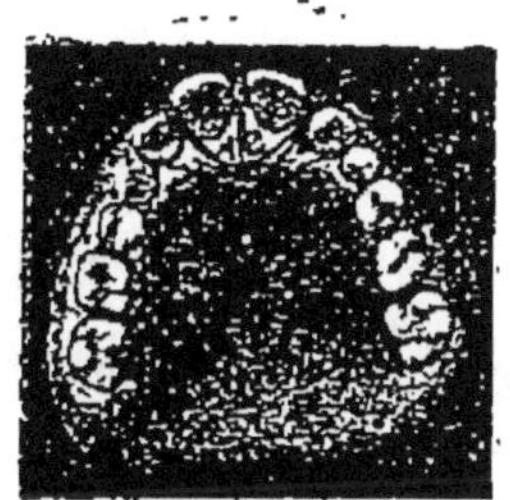

Figure 113.

Appareil préservant l'usure rapide d'incisives du haut.

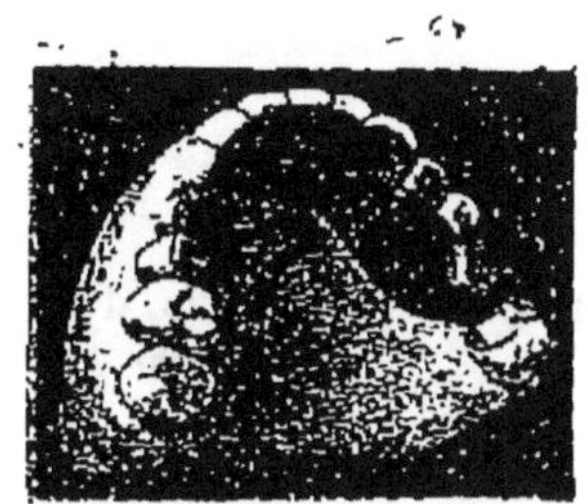

Figure 114.

Appareil élévateur de la langue pour paralysie partielle ne permettant pas la prononciation des dentales.

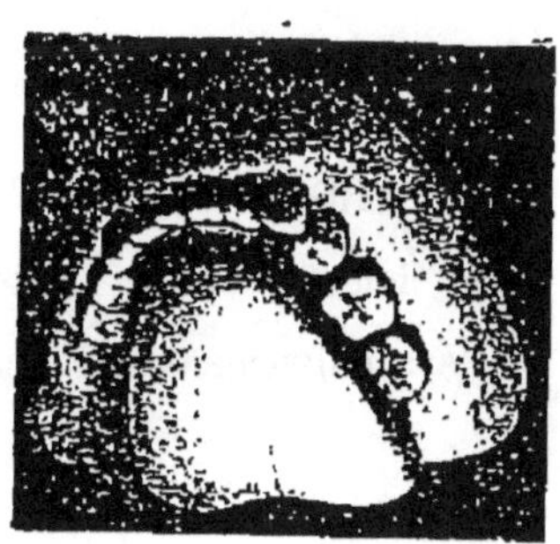

Figure 115.

REDRESSEMENT D'INCISIVES

PREMIER ÉTAT

Incisives irrégulières (trop serrées).

Mâchoire supérieure.

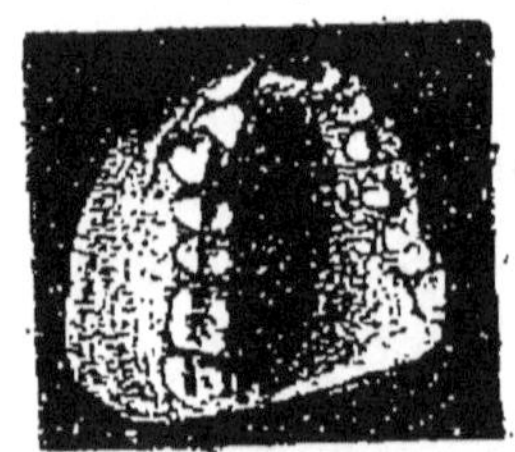

Figure 116.

DEUXIÈME ÉTAT

Après extraction de deux petites molaires.

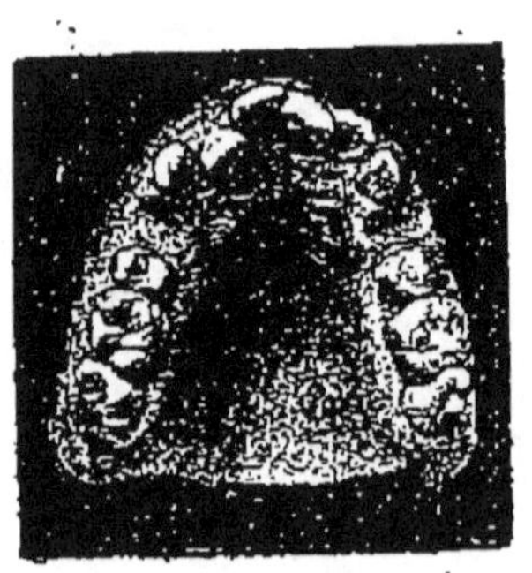

Figure 117.

TROISIÈME ÉTAT

La bouche après traitement.

Arrondissement de l'arcade.

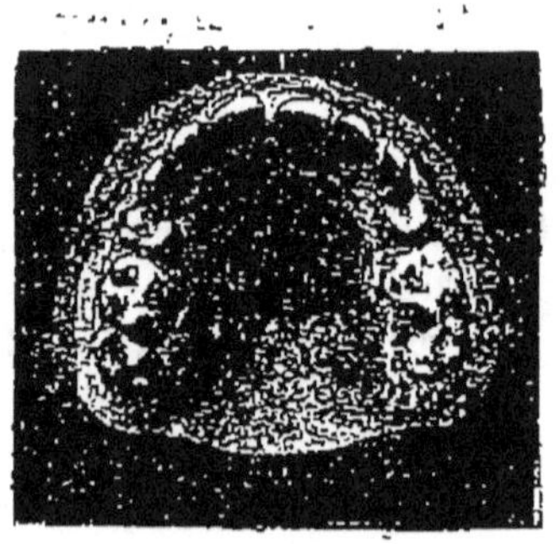

Figure 118.

REDRESSEMENT DU MENTON DE GALOCHE

PREMIER ÉTAT

Mâchoire du haut rentrée en dedans.

Figure 119.

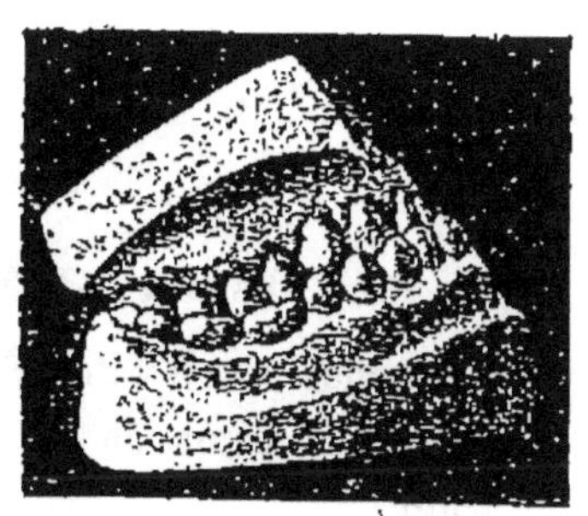

DEUXIÈME ÉTAT

Les dents du haut sont ramenées à leur position normale.

Figure 120.

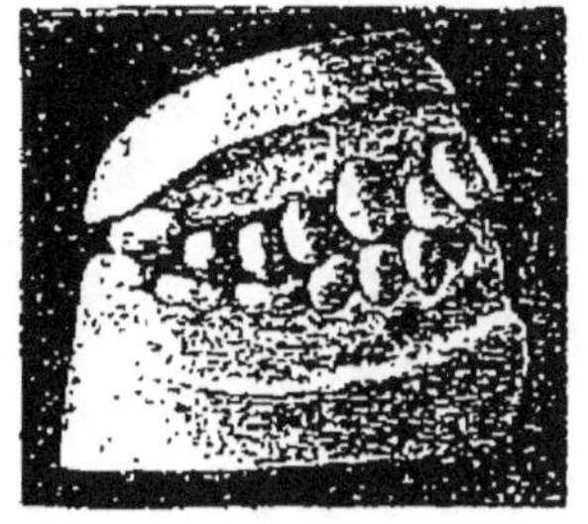

AUTRE EXEMPLE DU REDRESSEMENT DE LA MÊME INFIRMITÉ

PREMIER ÉTAT

La mâchoire du haut rentre en dedans.

Figure 121.

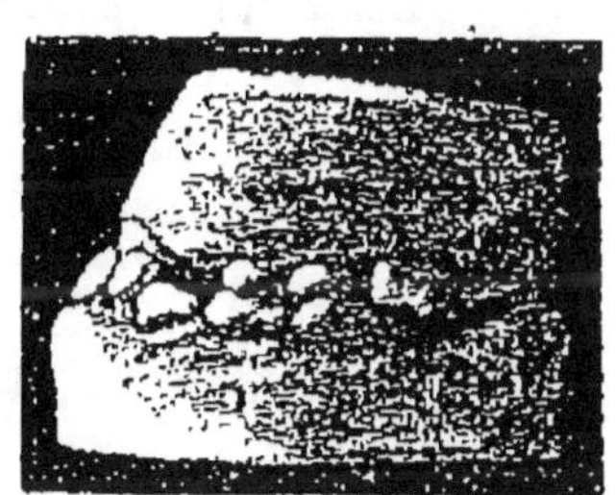

DEUXIÈME ÉTAT

La mâchoire corrigée.

Figure 122.

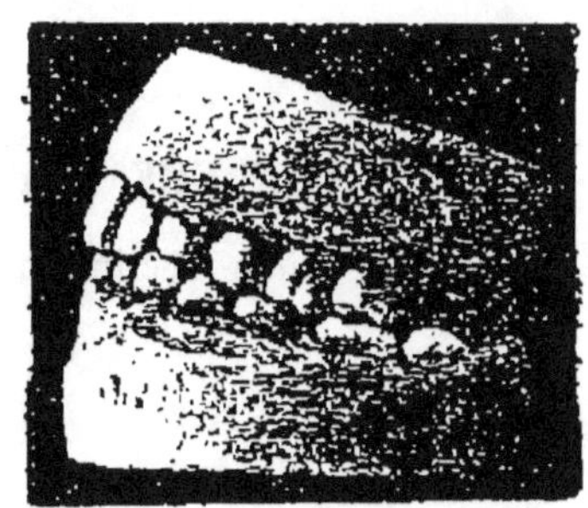

RECTIFICATION DES DENTS DE LA DEUXIÈME DENTITION

PREMIER ÉTAT

La bouche avant l'opération (deux rangées de dents de lait et permanentes).

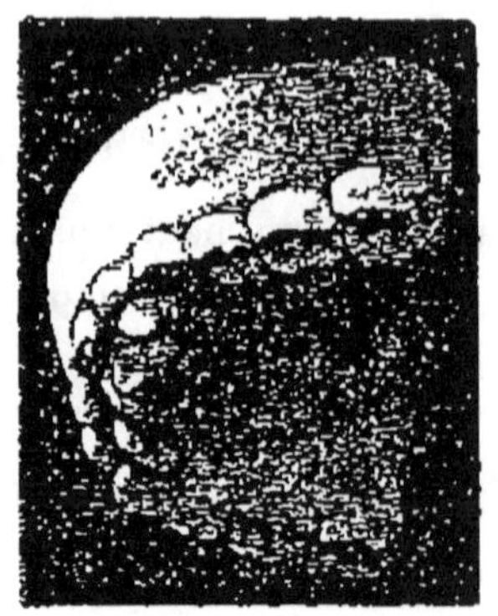

Figure 123.

DEUXIÈME ÉTAT

Dents après l'extraction.

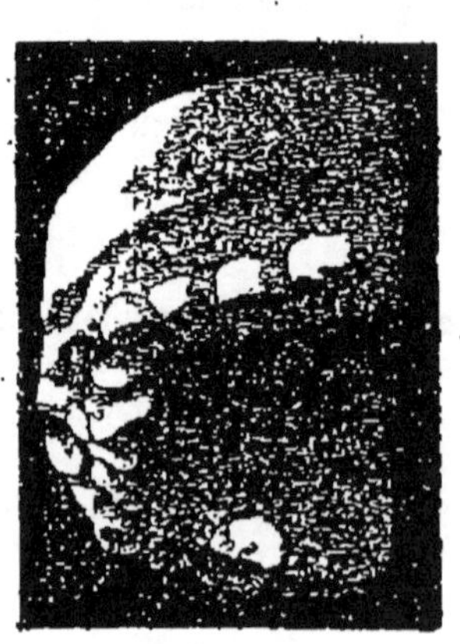

Figure 124.

TROISIÈME ÉTAT

Dents rectifiées.

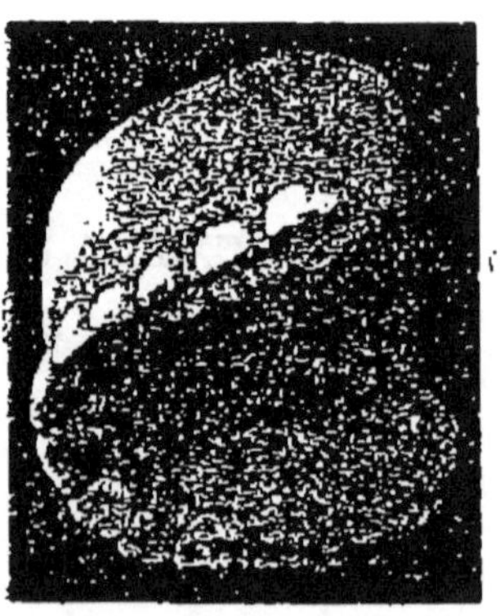

Figure 125.

ORTHOPÉDIE DENTAIRE

Redressement des dents et déviation des mâchoires.

Appareils pour élargir les arcades dentaires.

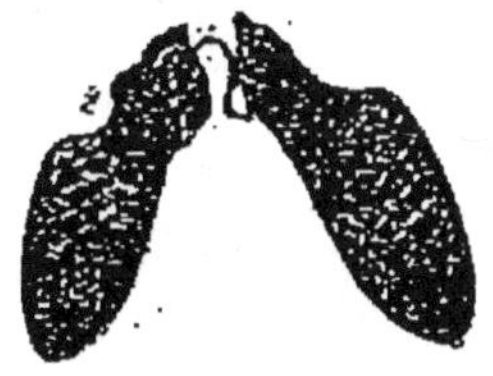

Figure 126.

Appareil extenseur de la mâchoire supérieure mis en place.

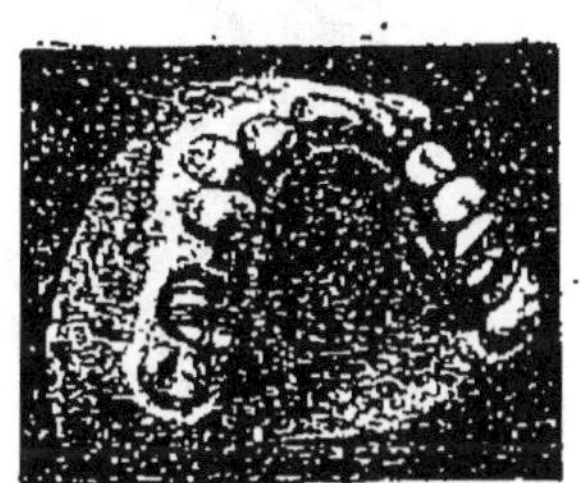

Figure 127.

Appareil employé pour la rectification de quatre incisives rentrantes.

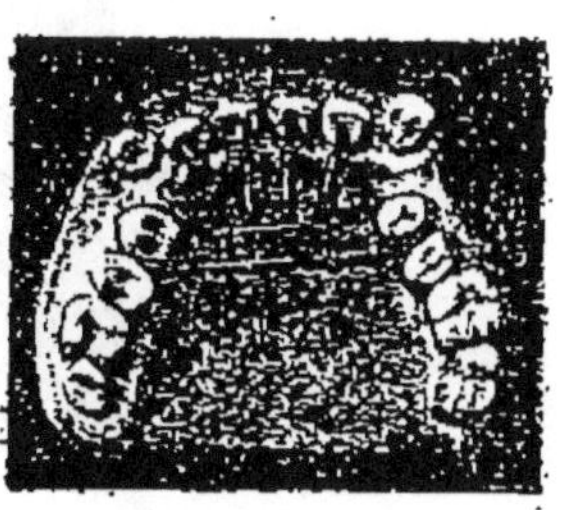

Figure 126.

REDRESSEMENT DES DENTS

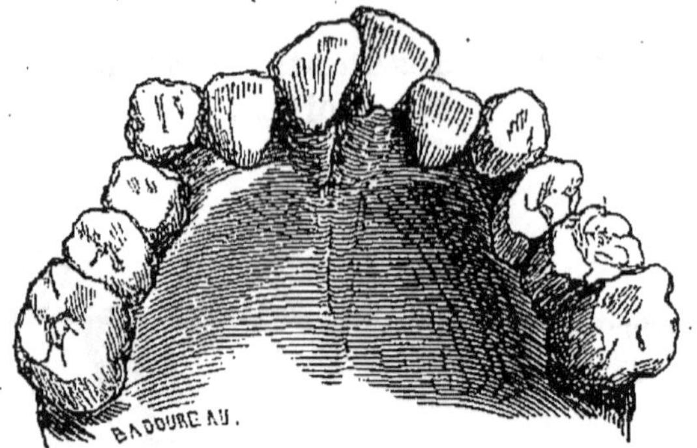

Fig. 129. — Irrégularité dentaire avant l'opération.

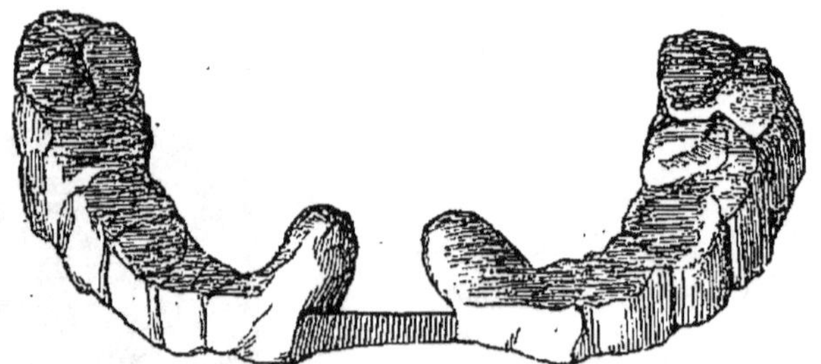

Fig. 130. — Appareil employé pour redresser les dents.

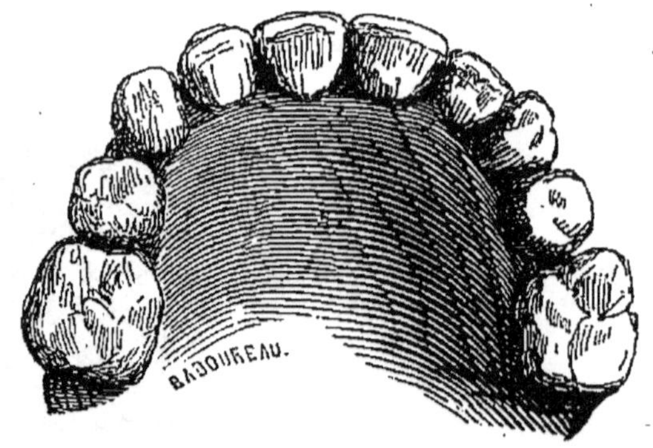

Fig. 131. — La bouche vue après trois mois de traitement.

ainsi que les mâchoires difformes. Les appareils employés sont aussi variables que les cas traités, et donner leur description serait impossible. Pour montrer les résultats que l'on peut ainsi obtenir, nous reproduisons ici des photographies de moulages de bouches avant, pendant et après l'opération. Nos lecteurs se rendront ainsi un compte exact des ressources que nous possédons aujourd'hui. Plus le sujet est jeune, plus le redressement est facile, mais il nous arrive souvent de redresser des dents mal placées, jusqu'à l'âge de trente-huit à quarante ans.

CHAPITRE XXI

DIFFÉRENTES APPLICATIONS DE LA PROTHÈSE DENTAIRE. — MUSÉE DES RESTAURATIONS BUCCALES.

Pièces artificielles que nous avons exécutées pour des individus atteints de diverses lésions faciales. — Traitement prothétique des divisions palatines. — Énumération de quelques-unes des pièces qui composent notre musée.

Les chapitres qui précèdent sont entièrement consacrés à l'hygiène des dents, au traitement des maladies dont elles peuvent être atteintes, et aux moyens de les remplacer quand elles sont perdues. Nous n'avons rien dit des applications les plus importantes de la prothèse dentaire, comptant publier prochainement un ouvrage fort complet sur cette question. Chargé officiellement des restaurations buccales les plus difficiles sur les victimes des dernières campagnes de Crimée, d'Italie, de Chine, de

Cochinchine, de Pologne, du Mexique, franco-allemande et du Tonkin, nous avons imaginé et appliqué dans les hôpitaux de Paris un grand nombre d'appareils pour remédier aux diverses lésions traumatiques de la bouche : becs-de-lièvre, résections partielles ou totales des mâchoires inférieure ou supérieure, nécroses ou perforations, difformités dentaires, anomalies, etc., etc. La Faculté de médecine de Paris a voulu récompenser nos travaux d'une façon toute spéciale, et elle nous a décerné à l'unanimité le prix Barbier d'une valeur de 1,200 francs.

Dans le but de montrer aux lecteurs combien sont nombreuses les applications de la prothèse, nous reproduisons à la fin de ce chapitre le catalogue des pièces qui composent notre musée des restaurations buccales.

Bien que notre intention ne soit pas d'entrer maintenant dans aucun détail au sujet des pièces qui le composent, nous appellerons cependant l'attention de nos lecteurs sur les appareils que nous avons construits pour remédier au bec-de-lièvre compliqué de divisions congénitales ou acquises de la voûte du palais et de son voile (1). Ce genre d'affections est relativement commun, puisque, d'après

(1) Voir notre *Traité des divisions congénitales ou acquises de la voûte du palais et de son voile,* illustré de nombreuses gravures.

nos calculs faits sur les statistiques des conseils de révision, il naît annuellement en France plusieurs milliers d'individus atteints de cette infirmité. Il n'est guère de personne qui n'ait rencontré de ces individus qui nasonnent au point d'être complètement inintelligibles et à qui, par conséquent, toutes les carrières sont fermées. L'article suivant, extrait d'un journal de médecine, *le Courrier médical*, montre les difficultés qu'il fallait vaincre pour remédier à cette infirmité.

Après avoir cité un malade, traité à l'Hôtel-Dieu sans succès pour une division considérable de la voûte du palais et de son voile, et qui, au moyen d'un appareil posé par nous, fut radicalement guéri, l'auteur de cet article entre dans les considérations suivantes :

« Ce n'est guère que dans les temps modernes qu'on a étudié sérieusement les moyens propres à remédier aux divisions congénitales ou acquises de la voûte du palais et de son voile. La staphylorraphie, autrefois préconisée par Roux, Fergusson, Diffenbach, Langenbeck, qui obtinrent quelques succès, est actuellement abandonnée par les chirurgiens les plus illustres. La staphylorraphie est une mauvaise opération, surtout pour les grandes ouvertures où la substance fait défaut, qui ne réussit souvent que dans la première jeunesse, alors précisément qu'elle est impraticable pour beaucoup de raisons ; en outre, les malades ne guérissent jamais complètement par ce procédé : l'acte de la phonation est toujours imparfait.

« L'art de remédier aux fissures palatines par des moyens artificiels n'est pas nouveau. Ambroise Paré donne dans ses œuvres le dessin d'un appareil destiné à remplacer la voûte et le voile du palais ; mais la construction d'un appareil propre à atteindre ce but exige une précision extrême, et ce n'est que dans ces derniers temps qu'on est arrivé à un résultat complètement satisfaisant. Il est facile, en effet, de comprendre combien le problème mécanique est difficile à résoudre ; on peut sans trop de difficulté donner une souplesse suffisante à la plaque de caoutchouc destinée à remplacer le voile du palais ; mais comment remédier à l'action musculaire dont cette plaque est naturellement dépourvue ? Il fallait créer une force factice capable de relever le voile du palais dans la proportion exactement suffisante pour permettre l'acte de la phonation ; il fallait aussi que la longueur de l'appareil fût calculée avec la plus rigoureuse précision, car s'il se prolonge un peu trop en arrière, il agit comme un corps étranger dans le pharynx et provoque des nausées, et s'il est trop court ou pas assez souple, la prononciation et la déglutition sont imparfaites ; la plus petite portion excédante ou manquante de cet organe artificiel influe immédiatement sur son rôle dans la phonation et la déglutition.

« M. Préterre est parvenu à résoudre le problème de la façon la plus complète au moyen d'appareils en caoutchouc et en or extrêmement simples et s'appuyant sur la fissure même et non sur les dents; il est arrivé, quel que soit le degré d'infirmité du sujet, à remédier avec un succès complet à toutes les divisions congénitales ou accidentelles de la voûte du palais et de son voile. Les malades porteurs de ces appareils arrivent à parler aussi facilement que tout le monde, ainsi que cela a été du reste constaté par les plus illustres chirurgiens des hôpitaux de Paris. — On se tromperait grossièrement si on supposait que c'est *immédiatement* après la pose d'un appareil prothétique que la parole est rendue aux malades: *il faut leur apprendre à parler*.

« L'éducation des individus atteints de division congénitale de la voûte et du voile du palais est longue et difficile. Elle dure ordinairement de trois à six mois. Si nous n'avions pas assisté aux leçons très longues que M. Préterre est obligé de faire donner à ses clients, nous n'aurions jamais cru qu'il fût si difficile d'apprendre à parler à des individus de tout âge. M. Préterre s'est trouvé dans la nécessité de créer une méthode d'enseignement nouvelle. C'est sur l'imitation qu'elle est basée. L'individu fait avec la langue et les lèvres les mouvements qu'on lui indique ; le plus souvent, il faut lui répéter le même mouvement un grand nombre de fois avant qu'il parvienne à l'exécuter parfaitement. »

Nous ajouterons à ce qui précède que l'importance de l'éducation des sujets atteints de division palatine est, ainsi que le fait avec raison observer Sédillot, généralement méconnue. Sans doute, l'appareil prothétique réussit admirablement à remédier à la fissure qu'il doit combler, mais il ne peut presque jamais avoir pour résultat de donner ou de rendre immédiatement la parole aux sujets qui en sont porteurs.

Cette vérité, devenue vulgaire pour nous et pour ceux qui ont entendu nos leçons, a toujours été une des difficultés de notre pratique par les ennuis et les questions toujours semblables qu'elle nous a suscités. Les sujets porteurs de nos appareils et leurs parents s'étonnent constamment que la parole ne suive pas immédiatement la pose de l'appareil. Ce n'est qu'avec les plus grandes difficultés que nous réussissons à leur faire comprendre qu'un individu qui n'a jamais bien parlé se trouve exactement dans la position d'un enfant qui vient de naître, et pis encore, puisqu'il a contracté fatalement de mauvaises habitudes ; ou, si on le préfère, dans celle d'un homme arrivé à toute la plénitude de son intelligence, mais à qui on voudrait faire parler une langue alors qu'il ne l'a jamais apprise. L'individu, enfant ou adulte, à qui nous venons de poser un appareil, est dans ce cas ; il faut que nous lui apprenions à se servir de son appareil, à corriger un à un tous ses défauts de prononciation, à faire dévier les sons qui passent par le nez, les obliger à arriver au contact du nouveau palais et être modifiés par les dents ; en un mot à parler, absolument comme on enseigne à se servir d'un violon, d'un piano ou de tout autre instrument de musique, avec cette différence toutefois qu'il ne nous faut que quelques semaines pour apprendre à parler à un sujet porteur d'un appareil, tandis qu'il faut des années pour être en état de se servir d'un instrument de musique.

Il n'est pas inutile d'ajouter que l'enseignement de la parole n'a d'utilité que pour les sujets atteints, de naissance, de division palatine. Quant à ceux dont la fissure résulte d'un accident, la parole leur est rendue immédiatement après la pose de l'appareil : c'est là précisément ce qui constitue la différence entre les individus atteints, de naissance, de divisions palatines et ceux chez lesquels cette infirmité provient d'un accident. Ce sont en réalité deux infirmités très distinctes ; et la similitude apparente qui existe entre elles est la source d'erreurs journalières commises par des personnes fort instruites qui ne parviennent pas à saisir la différence qui sépare ces deux affections, au point de vue de l'éducation.

« M. Préterre, dit l'auteur de l'article cité plus haut, a eu une heureuse idée que tous les chirurgiens devraient imiter. Il a fait exécuter en plâtre le modèle de la plupart des individus auxquels il a posé des pièces artificielles, non seulement dans les cas de fissures palatines, mais encore dans ceux très nombreux des diverses lésions traumatiques ou congénitales de la bouche, résections partielles ou totales des mâchoires inférieures ou supérieures, nécroses ou perforations, difformités dentaires, blessures produites par les armes à feu, etc. On sait, en effet, que M. Préterre a été chargé, dans les hôpitaux, des restaurations buccales les plus difficiles sur les victimes des dernières guerres de Crimée, de Chine, de Cochinchine, d''Italie, du Mexique, de France, du Tonkin, etc. L'espèce de musée qu'il a ainsi créé est extrêmement curieux. Les médecins peuvent le visiter librement dans son établissement, 29, boulevard des Italiens, et se rendre compte, en quelques minutes d'examen, des résultats admirables auxquels cette branche de la chirurgie réparatrice est arrivée dans ces dernières années. »

MUSÉE DES RESTAURATIONS BUCCALES

La collection qui compose notre musée se trouve actuellement exposée dans notre cabinet, boulevard des Italiens, n° 29, où on peut venir la visiter. Nous allons donner la nomenclature de quelques-unes des pièces qui la composent.

Rappelons, d'abord, que ce musée renferme les appareils prothétiques construits pour les hôpitaux civils et militaires et pour la clientèle civile, dans les cas suivants : becs-de-lièvre simple ou double, gueules-de-loup, résections partielles ou totales des mâchoires inférieure ou supérieure, nécroses phosphorées, perforations palatines simples ou multiples, accidents syphilitiques tertiaires, difformités dentaires, anomalies dentaires, etc. Ce sont des duplicata des appareils construits pour les malades blessés ou opérés, confiés à nos soins par MM. les docteurs Nélaton, Trousseau, Ricord, Velpeau, Maisonneuve, Chassaignac, Robert, Chomel, Demarquay, Monod, Malgaigne, Piorry, Denonvilliers, Larrey, Huguier, Gosselin, Verneuil, Broca, Michon, Richet, Pallanciano (de Naples), Simpson (d'Edimbourg), Marion, Sims, Langenbeck, Follin, Panas, Benj. Anger, Péan, Spillmaun, Gaujot, etc., etc., et ils peuvent être divisés ainsi qu'il suit :

1° Pièces d'anatomie normale et pathologique.

2° Restaurations du maxillaire supérieur et du maxillaire inférieur, après leur ablation totale ou partielle ;

3° Obturateurs des fissures congénitales ou acquises de la voûte et du voile du palais, remplaçant non seulement la substance perdue, mais rétablissant les fonctions ; déviations de mâchoires ;

4° Restaurations des plaies d'armes de guerre, pièces commandées par le Gouvernement français pour les blessés de Crimée, d'Italie et de la guerre franco-allemande, etc. ;

5° Nombreux modèles d'aurifications diverses.

6° Dents à pivot, dentiers et pièces dentaires de tous les systèmes connus.

7° Photographies de pièces et sujets.

8° Nombreuses pièces d'anomalies dentaires.

9° Pièces diverses dont la nature n'a pas permis le classement.

Nous terminerons cet ouvrage par la liste de quelques-unes des pièces les plus intéressantes de notre musée.

EXTRAIT DU MUSÉE PRÉTERRE

Divisions Palatines.

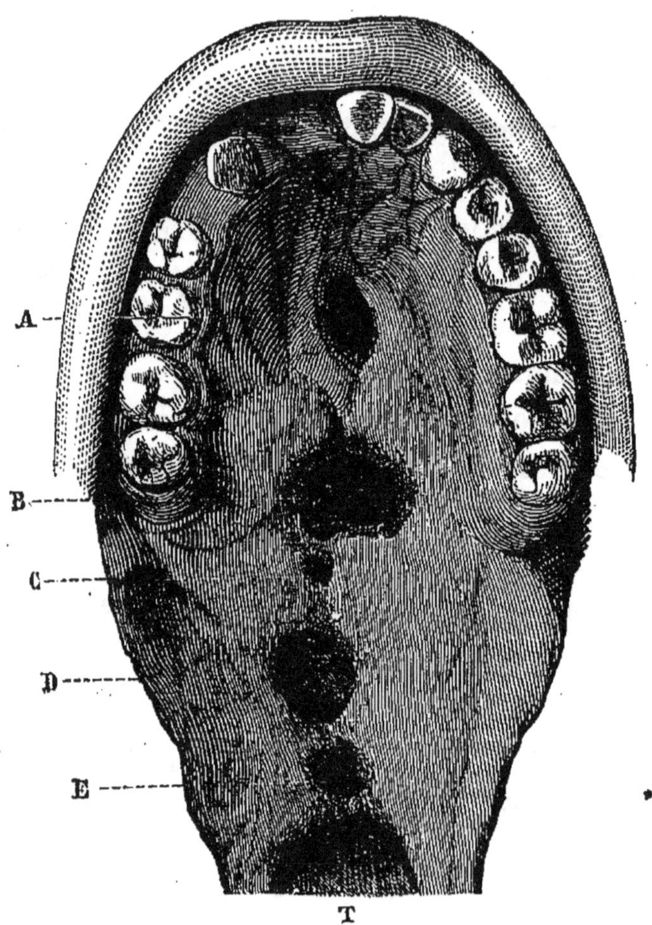

Fig. 132. — Divisions palatines. — Cinq perforations dans la voûte et le voile du palais représentées par les lettres A B C D E.

Cette planche et les suivantes sont extraites de notre ouvrage spécial sur les divisions et perforations palatines.

EXTRAIT DU MUSÉE PRÉTERRE

Divisions Palatines.

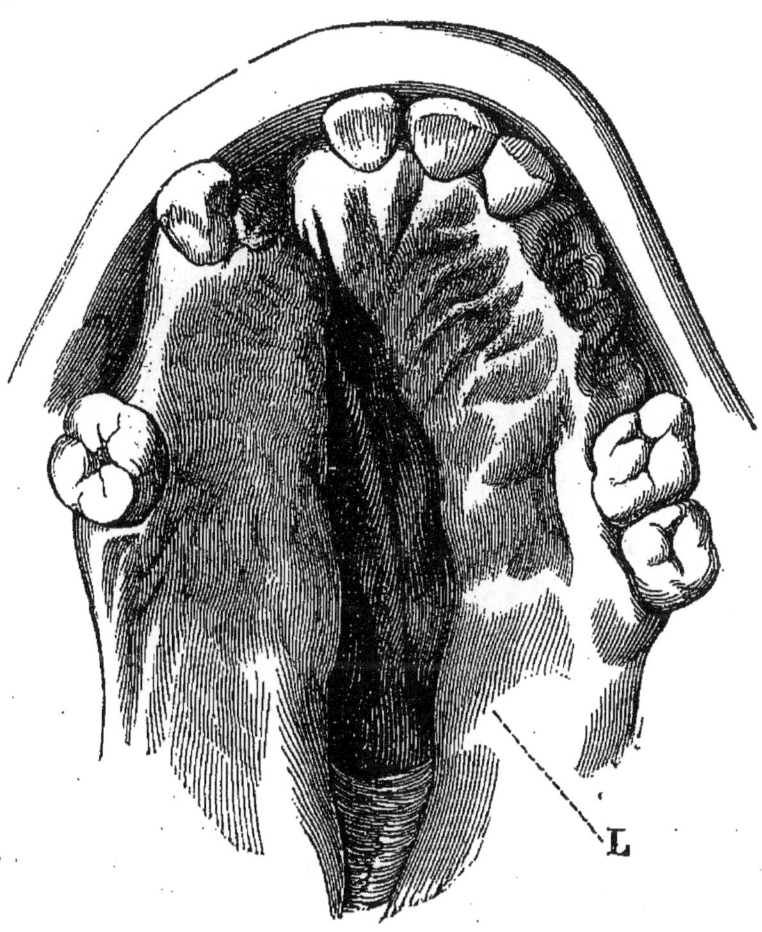

Fig. 133. — Division congénitale de la voûte et du voile du palais entièrement guérie par un de nos appareils.

EXTRAIT DU MUSÉE PRÉTERRE

Divisions Palatines.

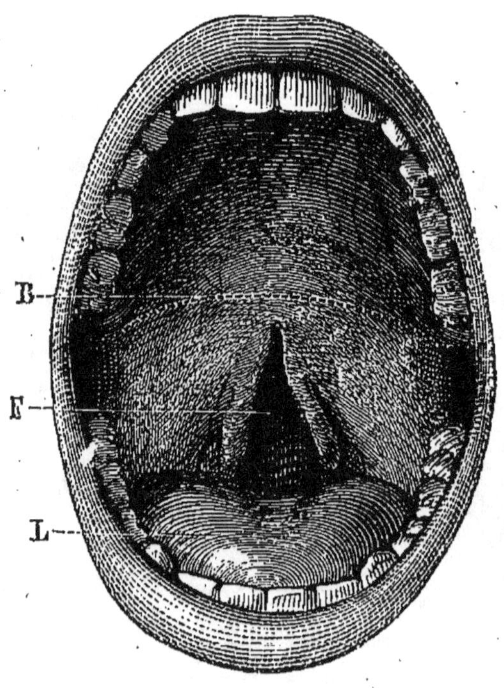

Fig. 134. — Division congénitale du voile du palais chez deux jeunes jumelles que nous avons traitées, et dont les deux bouches étaient identiquement pareilles.

EXTRAIT DU MUSÉE PRÉTERRE

Divisions Palatines.

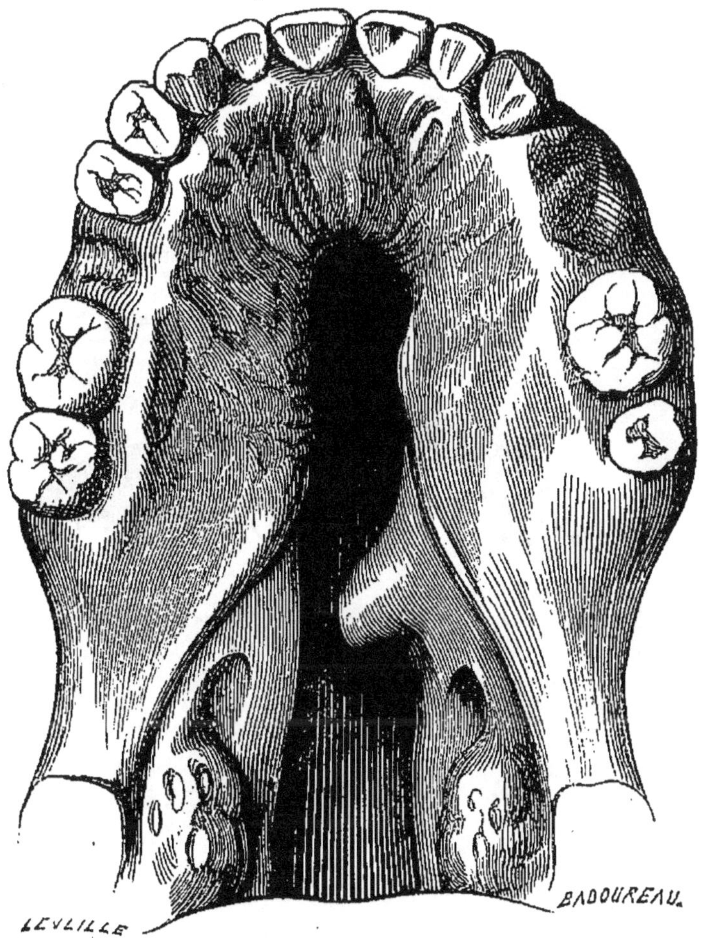

Fig. 135. — Division congénitale du voile et de la majeure partie de la voûte palatine entièrement guérie par un de nos appareils.

EXTRAIT DU MUSÉE PRÉTERRE

Appareils pour Divisions Palatines.

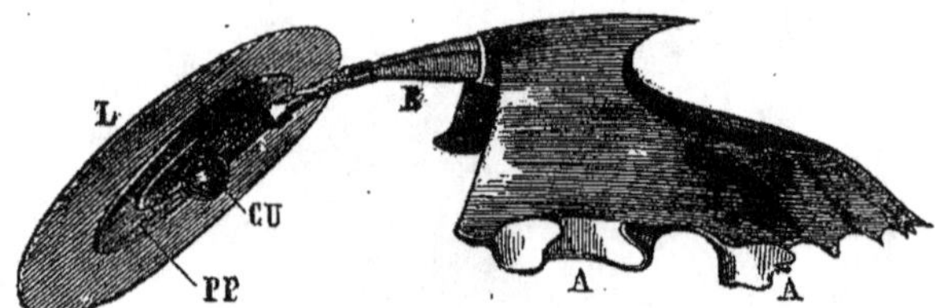

Fig. 136. — Obturateur Préterre pour perforation du voile du palais, — Appareil à ressort, et charnières sur boule.

EXTRAIT DU MUSÉE PRÉTERRE

Divisions Palatines.

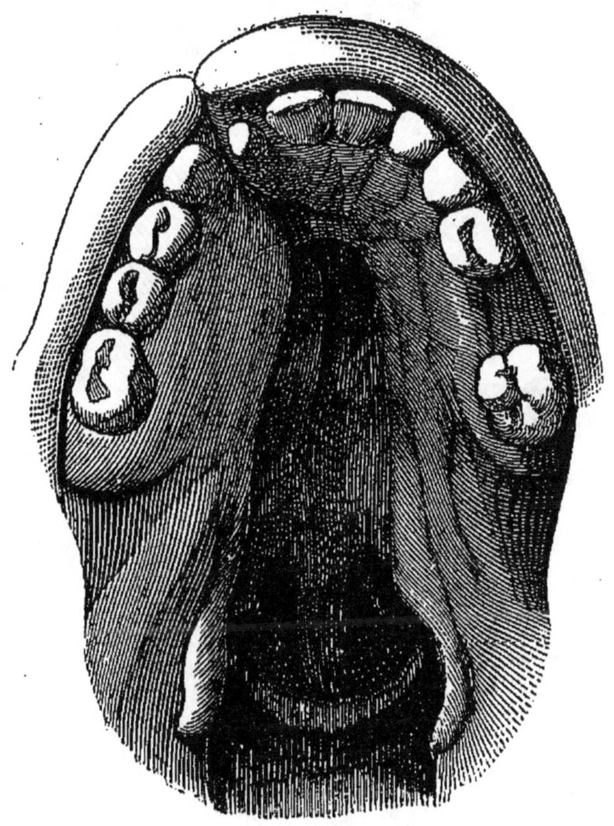

Fig. 137. — Division congénitale de la voûte et du voile du palais entièrement guérie par un de nos appareils.

EXTRAIT DU MUSÉE PRÉTERRE

Divisions Palatines.

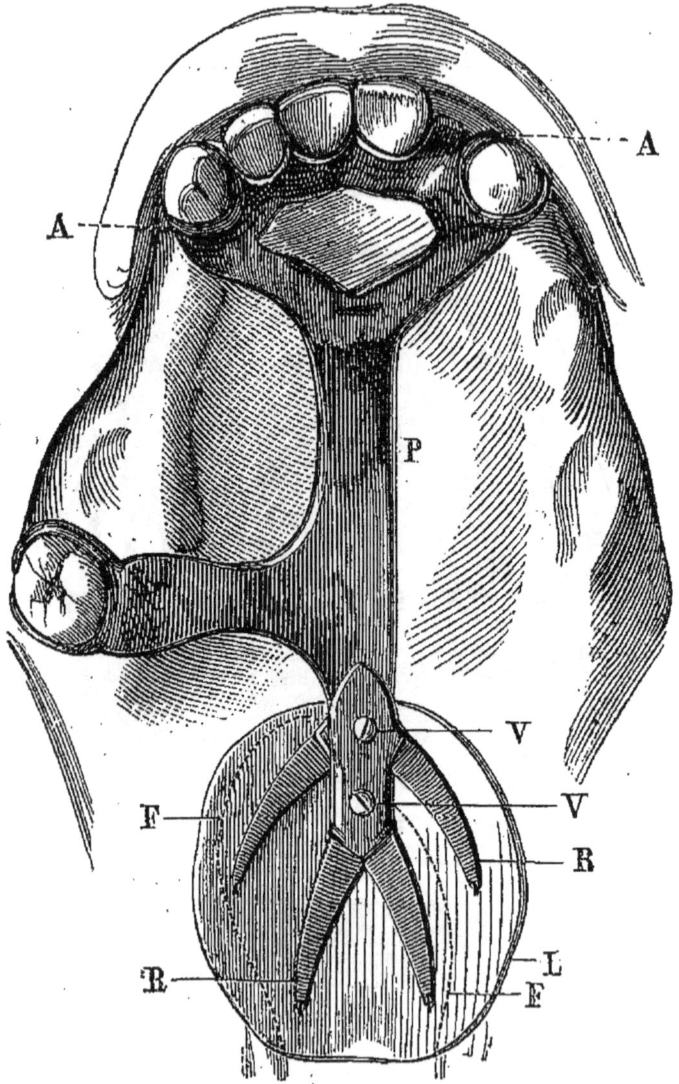

Fig. 138. — Appareil obturateur-Préterre,
posé à la suite d'une lésion accidentelle du voile du palais.
La ligne ponctuée représente la lésion.

EXTRAIT DU MUSÉE PRÉTERRE

Restaurations Buccales.

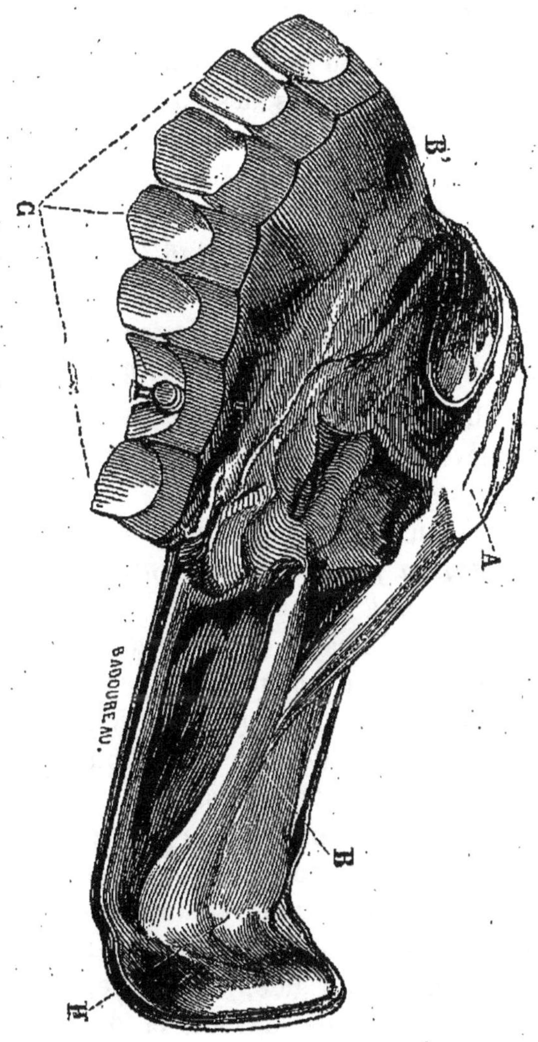

Fig. 139. — Maxillaire supérieur gauche avec voile du palais.

EXTRAIT DU CATALOGUE

Du musée des restaurations buccales de A. Préterre, appareils prothétiques construits pour les hôpitaux civils et militaires et pour la pratique civile.

Bec-de-lièvre simple ou double, Gueule-de-loup, Résections partielles ou totales des mâchoires inférieure ou supérieure, Nécroses phosphorées, Perforations palatines simples ou multiples, Accidents syphilitiques tertiaires, Difformités dentaires, Anomalies, etc., etc.

Tous ces appareils sont des duplicata des appareils construits pour les malades blessés ou opérés confiés à nos soins par MM. les docteurs dont les noms suivent, et ils peuvent être divisés ainsi qu'il suit :

Nélaton. Obturateur pour une fenestre palatine pratiquée pour l'enlèvement d'un polype naso-pharyngien (*Hôpital des Cliniques*).

Demarquay. Obturateur à ressort pour une division syphilitique (*Maison municipale de santé.*)

Ricord. Obturateur à ressorts palmés pour division syphilitique du voile du palais (*Hôpital du Midi.*)

Trousseau. Obturateur à boule excentrique pour une perforation du voile du palais (*Hôtel-Dieu*).

Velpeau. Obturateur à cage métallique pour division congénitale du voile du palais.

Denonvilliers. Obturateur à cage pour division congénitale de la voûte et du voile du palais ; résection de l'os incisé et chéiloplastie ; l'obturateur est porteur de quatre dents incisives (*Hôpital Saint-Louis*).

Debout. Obtureur mi-rigide, mi-souple, appliqué pour division congénitale de la voûte et du voile du palais avec un plein succès chez un malade qui avait subi (1847) une opération infructueuse de staphylorraphie, par M. Roux (*Présenté à la Société de chirurgie, le 26 juillet 1862*).

Mounier. Appareil destiné à combler une perte de substance résultant d'une fracture comminutive du maxillaire supérieur, avec destruction de la portion palatine et de toute l'arcade dentaire du côté gauche, à l'exception des trois molaires du côté gauche (*Plaie d'arme à feu. — Bataille de Magenta*).

Baron Larrey et Perrin. Restauration du maxillaire inférieur brisé comminutivement par une balle qui avait emporté en même temps une partie de l'arcade dentaire du côté droit (*Présenté à l'Académie impériale de médecine. — Bataille de Magenta*).

Baizeau. Appareil destiné à remplacer tout le corps de la mâchoire inférieure, détruit par une balle qui, en même temps, avait enlevé la presque totalité de la langue et rendu par là impossibles la mastication et la déglutition ; ces désordres déterminaient une perte de salive et des troubles de la digestion auxquels cet appareil a également remédié. — Présenté au conseil de santé des armées (*Hôpital du Val-de-Grâce. — Bataille de Solférino*).

Bayran. Restauration de la portion droite et de l'angle du maxillaire inférieur après fracture comminutive par un coup de feu (*Assaut de Malakoff*).

Legouest. Appareil contentif appliqué pour la destruction du maxillaire inférieur et du menton par une balle (*Val-de-Grâce*).

Cet appareil a eu surtout pour résultat de remédier au chevauchement des dents et autres désordres, suites inévitables de la perte du maxillaire inférieur, sur la voûte palatine et sur l'arcade dentaire supérieure (*Bataille de Montebello*).

Desprès. Restauration d'une portion du maxillaire supérieur après son ablation (*Malade présenté à l'Académie de médecine. — Hôpital de la Charité*).

Spillmann et Gaujot. Restauration de la face par suite de blessure par arme à feu.

Michaux, de Louvain. Restauration du maxillaire supérieur droit, enlevé pour une tumeur myéloïde.

Maisonneuve. Maxillaire inférieur en totalité, pour remplacer le maxillaire inférieur enlevé pour une tumeur de nature fibreuse développée dans le corps de l'os, et s'étendant de chaque côté, du droit principalement (*Présenté à l'Académie de médecine. — Hôpital de la Pitié*).

Broca. Obturateur pour une division de la voûte du voile du palais (*Hôpital de Bicêtre*).

Parise, de Lille. Maxillaire supérieur gauche et moitié latérale de l'ethmoïde du même côté entièrement remplacés à la suite de leur ablation nécessitée par une tumeur fibro-plastique.

Chassaignac. Obturateur pour une nécrose du maxillaire supérieur avec perforation de la voûte palatine.

Nélaton et Sédillot. Appareil destiné à combler une double fissure palatine.

Cet appareil est porté depuis sept ans, et comme il s'agissait ici de traumatisme, les résultats ont été immédiats : nul n'eût pu soupçonner l'infirmité du malade.

Cullerier. Obturateur pour une fissure syphilitique du voile du palais. Il offre ceci de particulier que le ressort qui soutient la fente du voile du palais est de forme entièrement circulaire (*Hôpital du Midi*).

Nélaton. Appareil pour la cautérisation de la voûte palatine.

Cet appareil a permis à M. le professeur Nélaton d'employer pour la première fois un procédé qui lui est propre pour la destruction, au moyen d'un chlorure de zinc, d'une tumeur encéphaloïde, dont l'état de dégénérescence faisait redouter l'hémorrhagie (*Clinique de la ville*).

Giraldès. Obturateur de la voûte et du voile du palais, division congénitale (*Hôpital des Enfants*).

Duchenne, de Boulogne. Elévateur de la langue dans un cas de paralysie de cet organe (*Clinique de la ville*).

Dunglas. Nez artificiel pour masquer la destruction, par un cancer, de toute la partie droite de l'aile à la racine (*Faculté de Lima*).

Huguier. Appareil appliqué sur la couverture d'un abcès du sinus maxillaire qui avait entraîné la nécrose et la destruction du sinus et de l'arcade dentaire du côté gauche (*Hôpital Beaujon*).

Michon. Appareil pour combler la cavité résultant d'une ablation d'une portion du maxillaire supérieur pour une nécrose de cet os (*Hôpital de la Pitié*).

Vallet, d'Orléans. Obturation pour une division congénitale de la voûte et du voile du palais.

Bertherand. Destruction complète du nez et de la voûte palatine, légère perte de substance de la portion moyenne du maxillaire inférieur. — Restauration mécanique de toutes ces parties (suite de tentative de suicide). Présenté à la société de chirurgie, 28 avril 1863 (*Hôpital d'Alger*).

Laveran. Obturateur pour une perforation palatine avec perte des incisives par suite d'ulcération syphilitique (*Hôpital militaire du Val-de-Grâce*).

Panas. Nez artificiel (*Hôtel-Dieu*).

Jarjavay. Appareil construit pour un malade de son service et qui portait une fistule et une nécrose du sinus maxillaire. Cette pièce est construite sur le principe des dentiers à succion, complètement isolée des dents restantes et fixée au palais par le seul moyen d'une chambre à air (*Hôpital Saint-Antoine*).

Verneuil. Obturateur appliqué après une opération de staphylorraphie ; le voile a pu être réuni en partie, et les portions dures de la voûte, séparées par un trop grand espace, n'ont pu être rapprochées, et la fermeture de l'orifice restant a nécessité l'emploi de cet appareil (*Hôtel-Dieu*).

Monod Obturateur fenêtré avec luette articulée, appareil porté depuis 5 ans (*Maison municipale de santé*).

Malgaigne. Obturateur à cage en or pour division congénitale de la voûte et du voile du palais. Cet appareil est l'un des plus élémentaires que nous ayons construits, mais il a donné néanmoins des résultats assez satisfaisants; car nous n'avons pu obtenir du malade qu'il fût remplacé par un plus perfectionné (*Hôpital Beaujon*).

Langenbeck, de Berlin. Modèle d'une pièce exécutée pour un malade auquel on avait pratiqué l'ablation du maxillaire supérieur dans sa totalité à la suite d'un cancer de cette région.

Goffres. Appareil rétablissant la symétrie de l'arcade dentaire inférieure détruite par une tentative de suicide. La figure de cet appareil représente une arcade dentaire supplémentaire et appliquée extérieurement à l'arcade dentaire restante et rétrécie de plus d'un tiers par la blessure (*Hôpital militaire de Vincennes*).

Goffres. Appareil pour remédier à la perte des 6 dents antérieures de la mâchoire supérieure et d'une portion de l'os incisif emportée par un coup de pied de cheval (*Même hôpital*).

Hardy. Obturateur pour division congénitale du voile du palais. — Sujet déjà opéré par M. Roux.

Marjolin. Obturateur du voile du palais, seule division congénitale sur un sujet âgé de 11 ans (*Hôpital des enfants malades Sainte-Eugénie*).

Simpson, d'Edimbourg. Obturateur pour une division très large de la voûte et du voile du palais.

Gosselin. Obturateur après staphylorraphie ; le voile seul ayant pu être réuni (*Hôpital Cochin*).

Richet. Nez artificiel ; accidents syphilitiques (*Hôpital de la Pitié*).

Bouchut. Obturateur pour une division d'origine syphilitique de la voûte et du voile, simulant par sa disposition une division congénitale chez une petite fille de 11 ans.

Nous avons pu faire profiter cette enfant de la disposition nouvelle de nos appareils, que nous appliquons aux cas congénitaux (*Hôpital Sainte-Eugénie*).

Cusco. Appareil destiné à combler la perte de substance résultant de l'ablation d'une portion du maxillaire supérieur (suite de nécrose). Cet appareil est en place depuis six ans (*Hôpital de la Salpêtrière*).

Calvo, Dominique. Appareil à voile mobile pour une nécrose syphilitique d'une portion antérieure du maxillaire supérieur, obturant deux cavités dans la voûte palatine et une fissure dans le voile du palais (*Dispensaire spécial de la cité Trévise*).

Velpeau. Nez artificiel.

Jobert de Lamballe. Appareil contentif à la mâchoire supérieure et maxillaire artificiel pour remédier aux suites d'une ablation de cet os du côté gauche.

Péan. Maxillaire inférieure et palais (*Hôpital Saint-Louis*).

Mauriac. Accidents syphilitiques.

Les collections sont soumises à l'examen de MM. les Chirurgiens et Médecins de 4 à 5 heures tous les jours, le dimanche excepté.

En prévenant à l'avance, on pourra voir des sujets porteurs d'appareils.

16

Appareils construits pour les blessés de la guerre de 1870-1871

L'énumération des nombreux appareils que nous avons construits pour les blessés de la dernière guerre nous entraînerait trop loin. Nous nous bornons à donner ici la liste de quelques-uns des médecins sur la demande desquels ils ont été construits.

Ambulance du Grand-Hôtel. Service des Drs Vidal, Chenu, Boinet, Nélaton, Jules Guérin, etc.
Hôpital Saint-Martin. Service du Dr Lacronique.
Ambulance du Luxembourg. Services des Drs Amussat, Danet, etc.
Val-de-Grâce. Services des Drs Péan, Béranger-Féraud, Perrin, Gaujaud.
Hôpital Cochin. Service du Dr Saint-Germain.
Hôpital des Sourds-Muets. Service des Drs Dubreuil, Pingaud.
Hôpital Saint-Antoine. Service des Drs Horteloup, Gaujot.
Ambulance du Jardin des Plantes. Service des Drs Polaillon, Gaujot.
Hôpital de la Salpêtrière. Service des Drs Cruveilhier, Spillman.
Hôpital Beaujon. Service du Dr Duplay.
Ambulance du Corps législatif. Services des Drs Mundy, Mosety et Hottot.
Charité. Services des Drs Denonvilliers, Gosselin, etc.
Lariboisière. Service du Dr Verneuil.
Hôtel-Dieu. Service des Drs Laugier, Maison-Neuve et Alph. Guérin.

Ambulance du Sénat. Service du Dr Bouillet.
Maison de Santé. Service du Dr Demarquay.
Invalides. Service du Dr Lesieur.
Ambulances de la Presse. Services des Drs Ricord, Calvo, Nicaise, etc.
Hôpital Necker. Service du Dr Desormeaux.
Ambulance d'Ivry. Service du Dr Tremblay.
Ambulance de Longchamp. Service du Dr Périer.
Hôpital Saint-Louis. Service du Dr Panas.
Salpêtrière. Dr Luys.
Ambulance de la rue des Fourneaux. Service du Dr Gustave le Bon.

En terminant ce petit ouvrage nous ne saurions trop prémunir le public contre ces annonces pompeuses publiées dans les divers journaux, par des charlatans qui déshonorent notre profession et ne craignent pas de citer l'Académie de médecine à l'appui de leurs effrontées réclames, sans pouvoir, bien entendu, mentionner un seul nom des honorables membres qui la composent. Les uns promettent des dentiers complets sans plaque, laissant le palais libre — *pour tous les cas,* alors que leur application est fort rarement utile — d'autres annoncent des aurifications instantannées sur des dents malades, des raffermissements de dents ébranlées à la minute, des dentiers livrés en 24 heures, en un mot les choses les plus ridicules ; d'autres encore annoncent la suppression de la douleur par des instruments dits insensibilisateurs qui ne sont que la maladroite copie des appareils que nous employons pour administrer le protoxyde d'azote. Il en est qui annoncent des transplantations instantanées, et qui se prétendent les seuls représentants de l'école américaine, etc. Que répondraient ces impudents trompeurs à ceux qui leur demanderaient où sont les récompenses obtenues par eux dans les expositions ou devant les sociétés savantes, seules sanctions des travaux d'un dentiste sérieux? Malheureusement il y aura toujours des âmes naïves pour croire aux annonces les plus mensongères. Tenter de les éclairer serait inutile. *Vulgus decipi vult, decipiatur.*

TABLE DES MATIÈRES

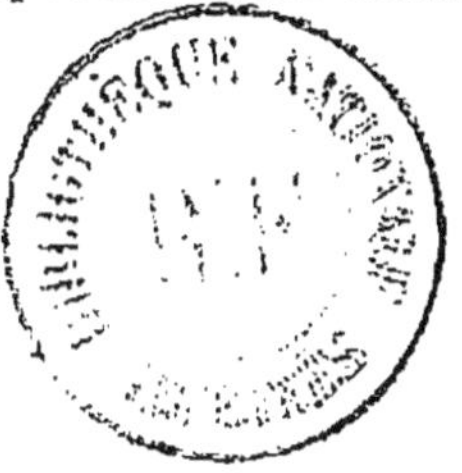

Dijon, imp. Darantiere, 65, rue Chabot-Charny

PRÉPARATIONS DENTIFRICES PRÉTERRE

En vente, 29, boulevard des Italiens

BAUME PRÉTERRE

Contre les Maux de Dents

Cette préparation calme le mal de dents, principalement celui résultant de la carie dentaire, dont elle limite les progrès ; elle anesthésie la pulpe ou nerf dentaire, empêche les abcès consécutifs à la carie et prépare ainsi la dent à recevoir une aurification ou un plombage sans douleur. Dans le cas de douleur sans carie, notamment dans les dénudations interstitielles et autres, aucune substance ne saurait lui être préférée pour calmer les souffrances. Elle convient également pour cautériser les aphtes. On peut aussi se servir de ce liquide pour calmer la douleur qui suit l'extraction des dents.

Pour l'employer on imbibe une petite boule de coton et on l'introduit dans la cavité formée par la carie préalablement essuyée, ou, quand il s'agit de dénudations interstitielles, sur les parties déchaussées ; on se gargarise ensuite avec un quart de verre d'eau tiède, contenant quelques gouttes de baume.

Renouveler cette opération toutes les quatre ou cinq heures jusqu'à cessation complète de la douleur. Quand on fait usage du baume pour calmer la douleur qui suit l'extraction des dents, il faut introduire une boulette de coton imbibée de baume dans la cavité laissée par la dent extraite.

Pour cautériser les aphtes, il suffit de les toucher plusieurs fois par jour avec un pinceau imbibé de baume, ou une boulette de coton fixée à l'extrémité d'un cure-dents.

Prix du flacon : 5 fr.

POUDRE ROSE ET ELIXIR DENTIFRICE ROUGE PRÉTERRE

Pour l'Hygiène des Dents

L'usage de la poudre et de l'élixir Préterre est indiqué pour les soins de propreté auxquels il convient d'avoir recours chaque matin. On applique un peu de poudre sur une brosse de crin et on se frotte les dents en tous sens, en finissant de haut en bas et de bas en haut. On se rince ensuite la bouche avec de l'eau additionnée d'élixir : une cuillerée à café pour un demi-verre d'eau. Conserver ce gargarisme quelques instants dans la bouche.

Après chaque repas, il est nécessaire de se rincer la bouche pour enlever les débris d'aliments accumulés entre les dents. De l'eau pure ne suffit pas pour cet usage, il faut l'additionner d'élixir.

Notre élixir convient également pour parfumer la bouche et enlever à l'haleine toute odeur, notamment celle produite par la fumée de tabac. Lorsque, malgré son emploi, l'odeur persiste, il faut faire usage de la préparation spéciale indiquée plus loin.

Prix des flacons d'élixir : N° 1, 5 *fr.* — N° 2, 10 *fr.* — N° 3, 15 *fr.* — N° 4, 30 *fr.*

Prix de la boîte de poudre : N° 1, 5 *fr.* — N° 2, 10 *fr.* — N° 3, 15 *fr.* — N° 4, 20 *fr.*

ÉLIXIR JAUNE DE GAULTHÉRINE

Pour l'Entretien des Pièces artificielles

Toutes les pièces artificielles, même les mieux réussies, irritent toujours un peu la muqueuse de la bouche. C'est pourquoi nous recommandons à nos clients, comme règle générale, de ne pas les porter la nuit. Elles doivent être déposées, chaque soir, après nettoyage préalable avec la *Poudre de Gaulthérine,* dans un bain d'eau additionnée d'une forte cuillerée à café de *Gaulthérine* (Elixir blanc).

Cette précaution rendra les pièces fraîches et agréables à la bouche, et elles se conserveront fort longtemps sans nécessiter de réparation. — Quand la base d'une denture a perdu sa couleur rose, on la lui rend facilement en la plongeant dans une quantité de *Gaulthérine* pure suffisante pour recouvrir la pièce et l'exposant deux heures au soleil, en l'ayant préalablement bien nettoyée.

Prix des flacons de Gaulthérine : *N°* 1, 5 *fr.* — *N°* 2, 10 *fr.* — *N°* 3, 15 *fr.* — *N°* 4, 30 *fr.*

POUDRE DE GAULTHÉRINE

Pour le Nettoyage des Pièces artificielles

Avec les préparations ordinaires, il est de toute impossibilité d'entretenir les pièces dans un état parfait de propreté et d'éviter toute odeur. Ces préparations n'agissent en général qu'insuffisamment sur les dépôts qui se forment sur les pièces artificielles. Il nous a donc fallu composer une poudre spéciale pour atteindre ce but.

Manière de s'en servir : Frotter la pièce (les dents principalement) avec une brosse à dents imbibée d'eau et garnie de poudre, la rincer ensuite et la déposer dans un bol rempli d'eau additionnée d'une cuillerée à café d'*Elixir de Gaulthérine,* de façon qu'elle y baigne, suivant les instructions données pour l'usage de cet Elixir.

Prix de la poudre de Gaulthérine :

La Boîte N° 1, 5 *fr.* — *N°* 2, 10 *fr.* — *N°* 3, 15 *fr.* — *N°* 4, 20 *fr.*

MIXTURE TONIFIANTE PRÉTERRE

Contre le Déchaussement et l'Ébranlement des Dents

Se nettoyer les dents avec la poudre dentifrice *Préterre ;* se rincer la bouche avec l'Elixir rouge, puis, un moment après, prendre une cuillerée à dessert de la *Mixture,* l'étendre de la même quantité d'eau, y tremper une petite éponge qu'on trouvera dans la boîte et imbiber les gencives avec le mélange. On conservera ce liquide le plus longtemps possible dans la bouche, et on se rincera ensuite avec de l'eau additionnée d'Élixir rouge *Préterre.* Cette opération doit être répétée trois ou quatre fois par jour jusqu'à complète guérison. Alors l'usage journalier de la poudre et de l'Élixir rouge suffira.

La mixture s'emploie également après l'extraction des dents pour prévenir les fluxions et les tuméfactions qui se produisent quelquefois. Elle cicatrice ces plaies hideuses des joues, résultat d'abcès dentaires. Son usage, à la suite des extractions, empêche les hémorrhagies et amène une cicatrisation rapide des gencives. et dispose rapidement à la pose d'une denture.

Prix des flacons de Mixture : N° 1, 5 *fr.* — N° 2, 10 *fr.* — N° 3, 15 *fr.* — N° 4,30 *fr.*

ÉLIXIR AROMATIQUE DORÉ

Pour parfumer l'Haleine

La féditité de l'haleine, due à des causes très diverses, est une infirmité extrêmement commune. Cet élixir, grâce aux substances désinfectantes qu'il contient, neutralise les mauvaises odeurs, y compris celle du tabac, même dans les cas les plus invétérés, et les remplace par un parfum doux et suave. Une cuillerée à café dans un verre d'eau est une dose suffisante.

Prix du flacon d'Élixir aromatique : N° 1, 5 *fr.* — N° 2, 10 *fr.* — N° 3, 15 *fr.* — N° 4, 30 *fr.*

ÉLECTUAIRE PRÉTERRE

Pour faciliter la venue des Dents de première Dentition

Cet électuaire active le 1re dentition de l'enfant; il calme les douleurs, l'inflammation et la fièvre qu'elle occasionne.

Il s'emploie en frictions faites avec le bout du doigt, plusieurs fois par jour, sur les gencives de l'enfant qui, immédiatement, éprouvera un grand soulagement.

Prix du flacon : 5 *fr.*

www.ingramcontent.com/pod-product-compliance
Lightning Source LLC
LaVergne TN
LVHW020549230826
846091LV00002B/426